JN233661

泌尿器思春期外来から　健やか親子21—リプロヘルスを考える

男の子の体と性の悩み
正常から病気まで

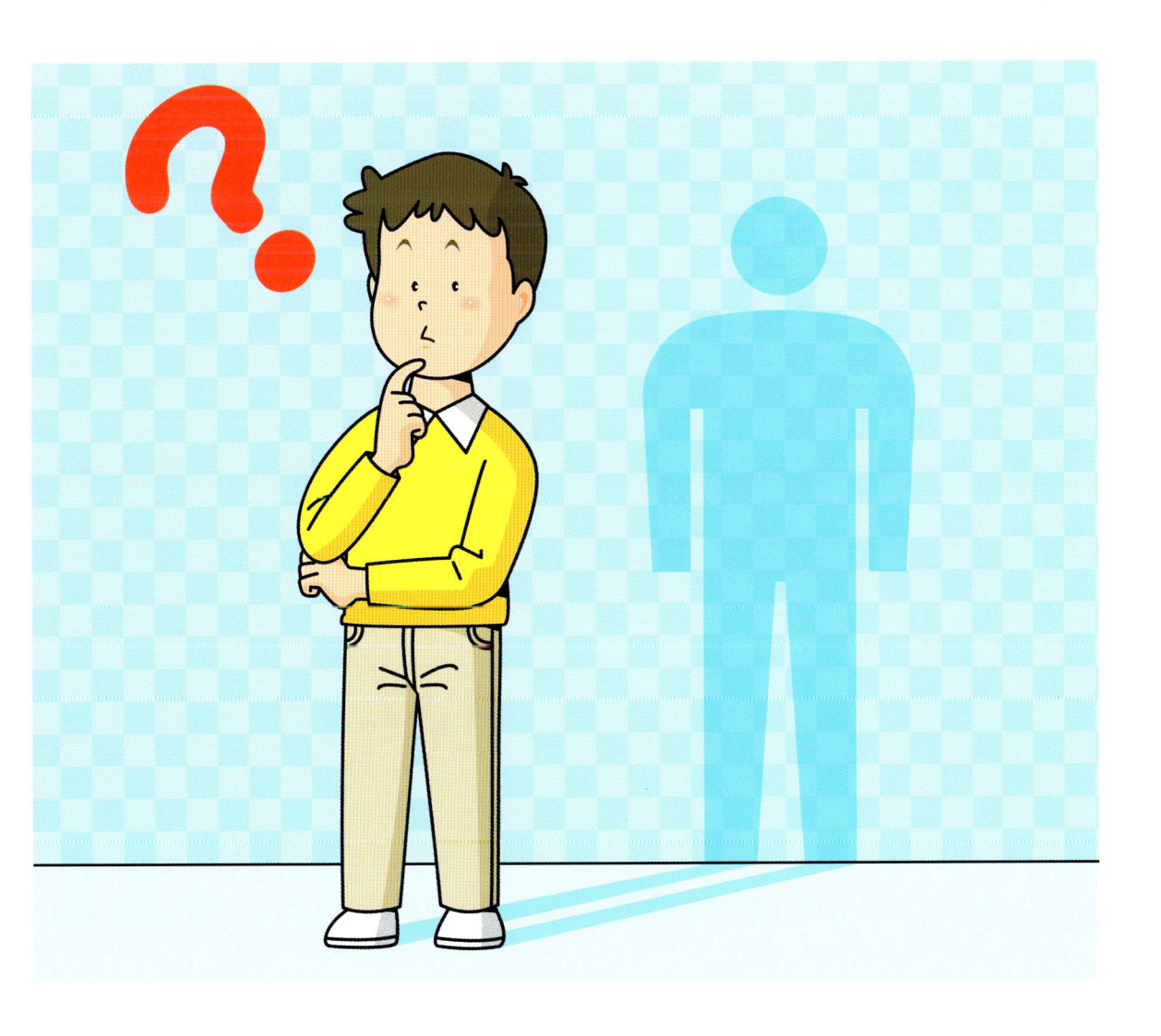

CONTENTS —目次—

はじめに 3
『健やか親子21』とは… 4
二次性徴でみられる男子の体の変化 6
ホルモンを分泌する器官 7
男性性器の構造 8
男性性器解剖図 9

1 包茎とは・・・ 10
1 包茎の種類 10
2 真性包茎の治療とは？ 12
3 仮性包茎は医学的には手術しなくてもよい ..14
4 手術以外になおす方法はあるの？ ..15

2 射精とは？ 16
1 射精のメカニズム 16
2 夢精とは 17
3 マスターベーションについて 18

3 射精障害について 21
1 射精障害にはどんなものがあるのだろう 21
2 思春期に教えるマスターベーションの方法..23

4 性欲低下と快感低下について 24
1 性欲低下の原因 24
2 快感低下について 25
3 その他の訴え 26

5 勃起障害について 27
1 勃起障害の定義 27
2 勃起障害の主な診断 28
3 勃起障害は男性不妊の主要な原因..28
4 勃起障害の分類 28
5 主な器質性原因 29

6 10代の性機能外来の現状 31
1 10歳代若者の勃起障害（ＥＤ）要因とは？ ..32
2 主な治療 32

7 先天性陰茎彎曲症 34
1 先天性陰茎彎曲症 34

8 男子性器発育不全について 35
1 思春期前に診断することは困難なことがある 35

9 尿道・精巣の異常 41
1 尿道下裂 41
2 治療 41
3 停留精巣 42
4 精巣捻転症 43
5 精巣欠損 46
6 精索静脈瘤 46

10 若者に急増 —性感染症— 47
コンドームの正しい付け方を覚えておこう 50

11 避妊 52

巻末資料 54
あとがき 60

はじめに

東邦大学医学部教授（泌尿器科学講座）　永尾　光一

　東邦大学医学部付属大森病院には、リプロダクションセンターという診療科があります。これは1981年に泌尿器科と産婦人科が協力して性と生殖に関する診療を行う目的で発足しました。このセンターは日本で唯一のセンターとして世界からも高い評価をうけています。診療内容は、男性性機能（勃起障害、射精障害、性欲障害、オーガズム障害ほか）、マイクロサージャリー（顕微鏡下尿道下裂形成手術、停留精巣手術、顕微鏡下精路再建手術、顕微鏡下陰茎血行再建術、顕微鏡下精索静脈瘤低位結さつ術、顕微鏡下精巣内精子回収手術、顕微鏡下卵管形成手術など）、男子思春期、男性更年期（意欲低下、体力低下）、女性性機能（性交障害、男性性機能の相談など）、女性更年期、一般男性不妊、一般女性不妊、補助的生殖医療（人工授精、体外受精、顕微授精）などです。当センターの男子思春期外来の特徴は、思春期の包茎手術の問題、マスターベーションの方法の問題、勃起障害、陰茎彎曲や短縮の問題、性器発育不全の対応、尿道下裂の手術の問題など初期の対応の問題が成人の問題になっているため、成人の診療結果を子どもの診療に役立てることができることです。リプロダクションセンターからの視点で男子思春期診療について考えてみたいと思います。

『健やか親子21』とは・・・

　「健やか親子21」は、21世紀の母子保健の主要な取り組みの方向性を示し、かつ関係者、関係機関・団体が一体となって推進する国民運動計画として策定されました。
　母子保健は、母子が対象となるが、目指すものは父母や祖父母も含めた親と子が健やかに暮らせる社会づくりです。この国民運動は2001年から2010年までの10年間とし、2005年に実施状況を評価して必要な見直しを行うこととしています。

健やか親子21推進協議会　参加団体一覧

★SIDS家族の会 ★(社福)恩賜財団母子愛育会 ★(財)家庭保健生活指導センター ★国民健康保険中央会 ★子どもの心・体と環境を考える会 ★児童虐待防止協会 ★(財)性の健康医学財団 ★全国児童相談所長会 ★全国児童相談所心理判定員協議会 ★全国市町村保健活動協議会 ★(社福)全国社会福祉協議会 ★全国情緒障害児短期治療施設協議会 ★全国助産婦教育協議会 ★(社団)全国ベビーシッター協会 ★全国保健所長会 ★(社団)全国保健センター連合会 ★全国保健婦長会 ★全国養護教諭連絡協議会 ★難病のこども支援全国ネットワーク ★(社団)日本医師会 ★日本栄養士会 ★(社団)日本家族計画協会 ★(財)日本学校保健会 ★(社団)日本看護協会 ★日本公衆衛生学会 ★(社団)日本産科婦人科学会 ★(社団)日本歯科医師会 ★日本思春期学会 ★日本児童青年精神医学会 ★日本周産期学会 ★(社団)日本小児科医会 ★(社団)日本小児科学会 ★日本小児看護学会 ★日本小児救急医学会 ★(社団)日本小児保健協会 ★日本助産学会 ★(社団)日本助産婦会 ★日本性感染症学会 ★日本赤十字社 ★日本タッチケア研究会 ★日本保育園保健協議会 ★(社福)日本保育協会 ★(財)日本母子衛生助成会 ★日本母性衛生学会 ★(社団)日本母性保護産婦人科医会 ★日本母乳の会 ★(社団)日本薬剤師会 ★(社団)日本理学療法士協会 ★(財)母子衛生研究会 ★(社団)母子保健推進会議 ★(社団)母子用品指導協会 ★日本小児歯科学会 ★日本小児総合施設協議会 ★日本新生児学会 ★日本学校保健学会 ★日本小児神経学会 ★(財)日本食生活協会 ★全国病児保育協議会

（順不同／平成13年6月現在）

『健やか親子21』が目指すもの

資料出典：厚生労働省・健やか親子21推進協議会、健やか親子21ってなぁに？

21世紀初頭における母子保健の国民運動計画（2001～2010年）

主な目標	思春期の保健対策の強化と健康教育の推進	妊婦・出産に関する安全性と快適さの確保と不妊への支援	小児保健医療水準を維持・向上させるための環境整備	子どもの心の安らかな発達の促進と育児不安の軽減
主な目標（2010年）	★10代の自殺率（減少） ★10代の人工妊娠中絶（減少） ★10代の性感染症り患率（減少）	★妊産婦死亡率（半減） ★周産期医療ネットワークの整備(47都道府県) ★不妊専門相談センターの整備(47都道府県)	★乳児死亡率（世界最高水準を維持） ★小児救急医療体制整備(47都道府県) ★子どもの不慮の事故死亡率（半減）	★虐待による死亡（減少） ★育児に参加する父親（増加） ★乳幼児の健康診査の満足度（増加）
	親 応援期 子 思春期	親 妊産婦～産じょく期 子 胎児期	親 育児期 子 新生児期～乳幼児期～小児期	親 育児期 子 新生児期～乳幼児期～小児期

↑ 目標達成に向けみんなで運動

国民（みんな）

↑ みんなの生きる力の向上と運動推進のための環境整備

地方公共団体　専門団体　民間団体

『健やか親子21』推進協議会

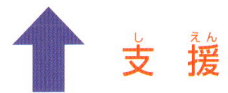

↑ 支援

国（厚生労働省・文部科学省　等）

二次性徴でみられる男子の体の変化

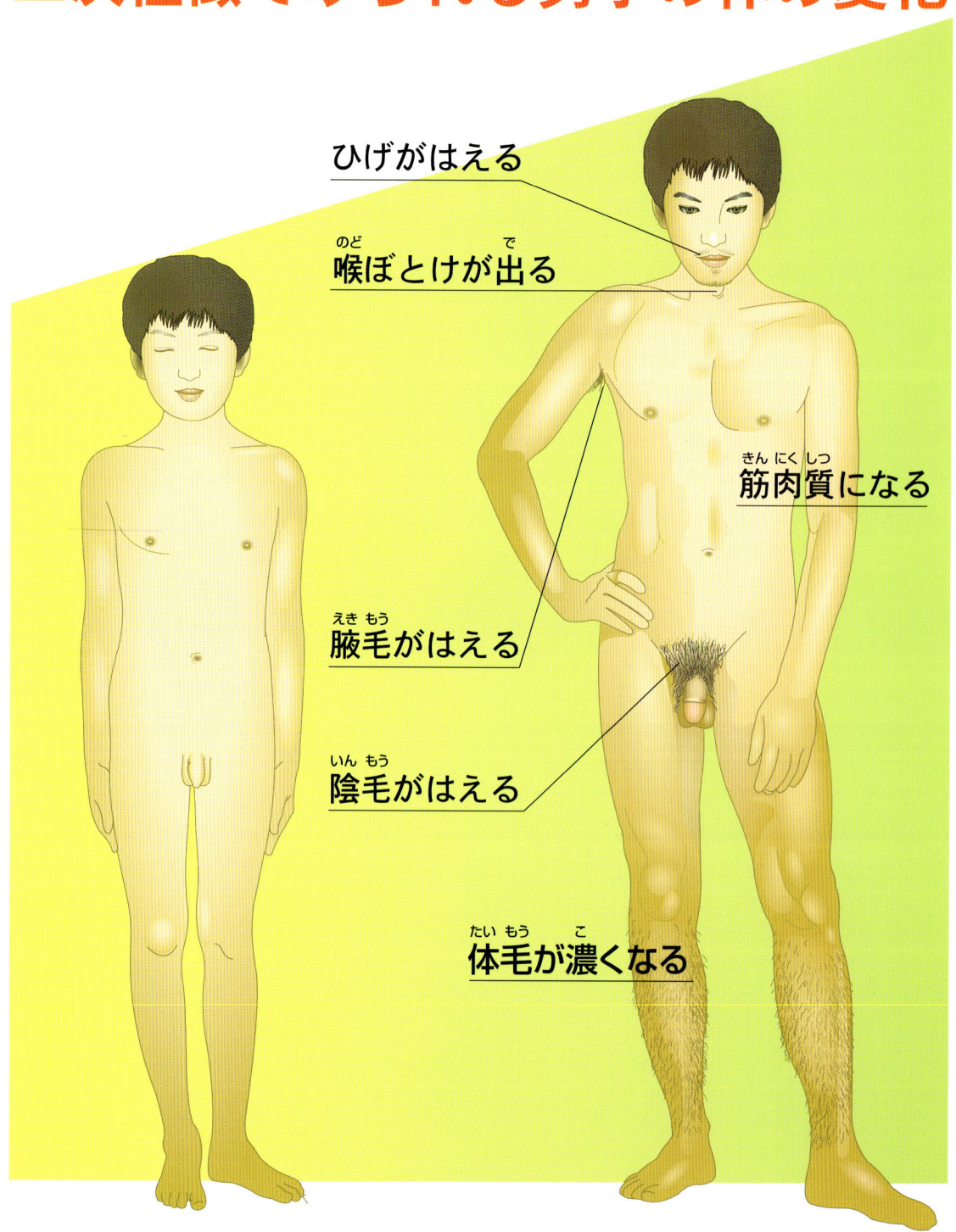

ひげがはえる

喉ぼとけが出る

筋肉質になる

腋毛がはえる

陰毛がはえる

体毛が濃くなる

ホルモンを分泌する器官

大脳

下垂体
成長ホルモンを分泌します。全身の内分泌器官を調節するホルモンを分泌し、司令塔の役割をします。

胸腺
免疫に関係した働きをしていますが、思春期を過ぎると働きを失います。

甲状腺
甲状腺ホルモンを分泌します。全身の代謝を促進するホルモンを分泌します。

肺

心臓

副腎（皮質と髄質）
皮質では、ストレスに対抗するホルモンを分泌します。髄質では、交感神経の働きを促進し、心臓の働きを助けるアドレナリンを分泌します。

腎臓

すい臓のランゲルハンス島
ブドウ糖の消費と肝臓や筋肉でのグリコーゲンへの作りかえを促進する、インスリンというホルモンを分泌し、血糖を減少させる働きをします。

精巣
二次性徴、精子をつくるのを促進するホルモンを分泌します。

男の子の体と性の悩み　正常から病気まで

男性性器の構造

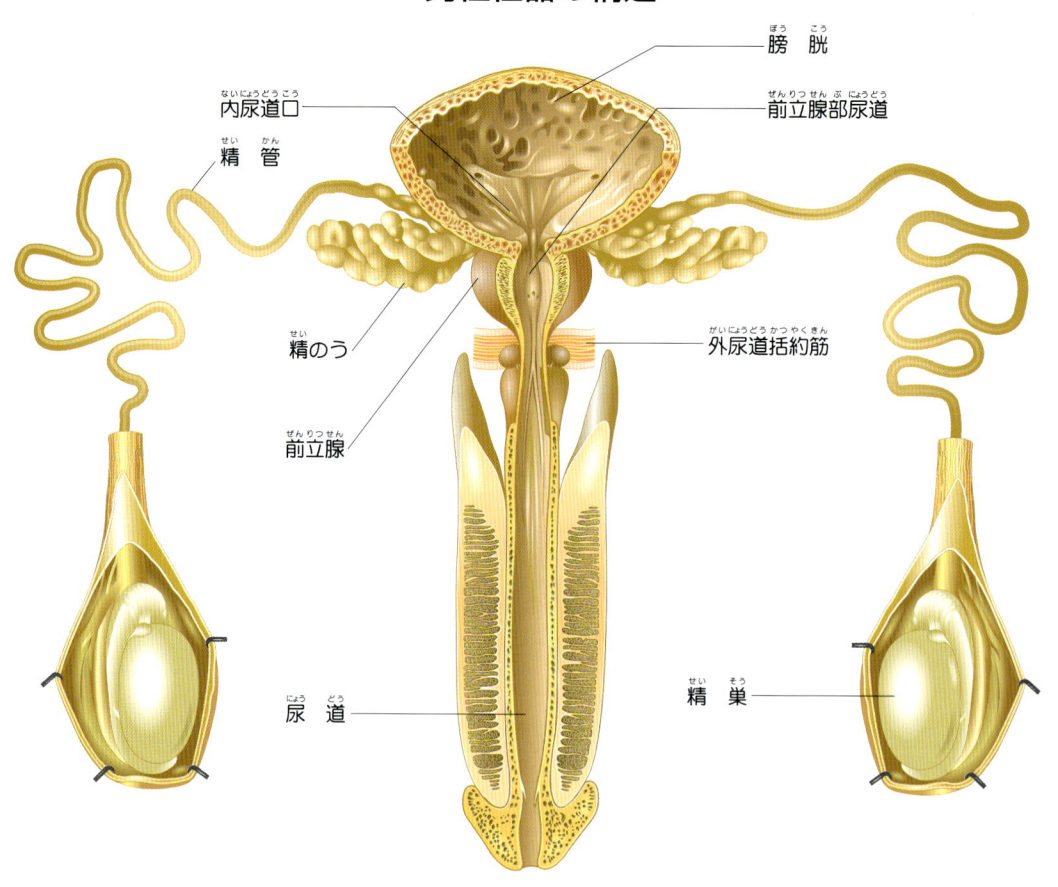

- 膀胱
- 内尿道口
- 前立腺部尿道
- 精管
- 精のう
- 前立腺
- 外尿道括約筋
- 尿道
- 精巣

本書に出てくる主なホルモンの用語説明

性腺 生殖細胞（精子と卵子）を育てる精巣、卵巣にある。男性ホルモン、女性ホルモンを分泌する内分泌器官でもある。

性腺刺激ホルモン（別名 ゴナドトロピン） gonadotropin（Gm）
下垂体前葉から分泌される性腺刺激ホルモンと胎盤から分泌される胎盤性性腺ホルモンの2つがある。

【性腺刺激ホルモン】

卵胞刺激ホルモン（FSH） follicle stimulating hormone（FSH）
- 男性に対しては、精巣を刺激して精子成熟および精細管の発育を促進する。
- 女性に対しては、卵巣を刺激して排卵に至るまでの卵胞の成熟を促進する。

黄体形成(化)ホルモン（LH） luteinizing hormone（LH）
- 男性に対しては、男性ホルモンの分泌を促進する。
- 女性に対しては、排卵およびその後の黄体形成を促進する。

テストステロン 精巣で作られる男性ホルモンの一つ。このホルモンが増加すると陰茎（ペニス）の成長、陰毛、腋毛の出現の順で二次性徴が現れる。

エストロゲン 主に卵巣から分泌される女性ホルモン。妊娠時の胎児胎盤などからも分泌される。

黄体形成(化)ホルモン放出ホルモン（LH-RH） luteinizing hormone releasing hormone
下垂体前葉の性腺刺激ホルモン（ゴナドトロピン）である、卵胞刺激ホルモン（FSH）と黄体形成(化)ホルモン（LH）の分泌を調節している視床下部ホルモン。

男性性器解剖図

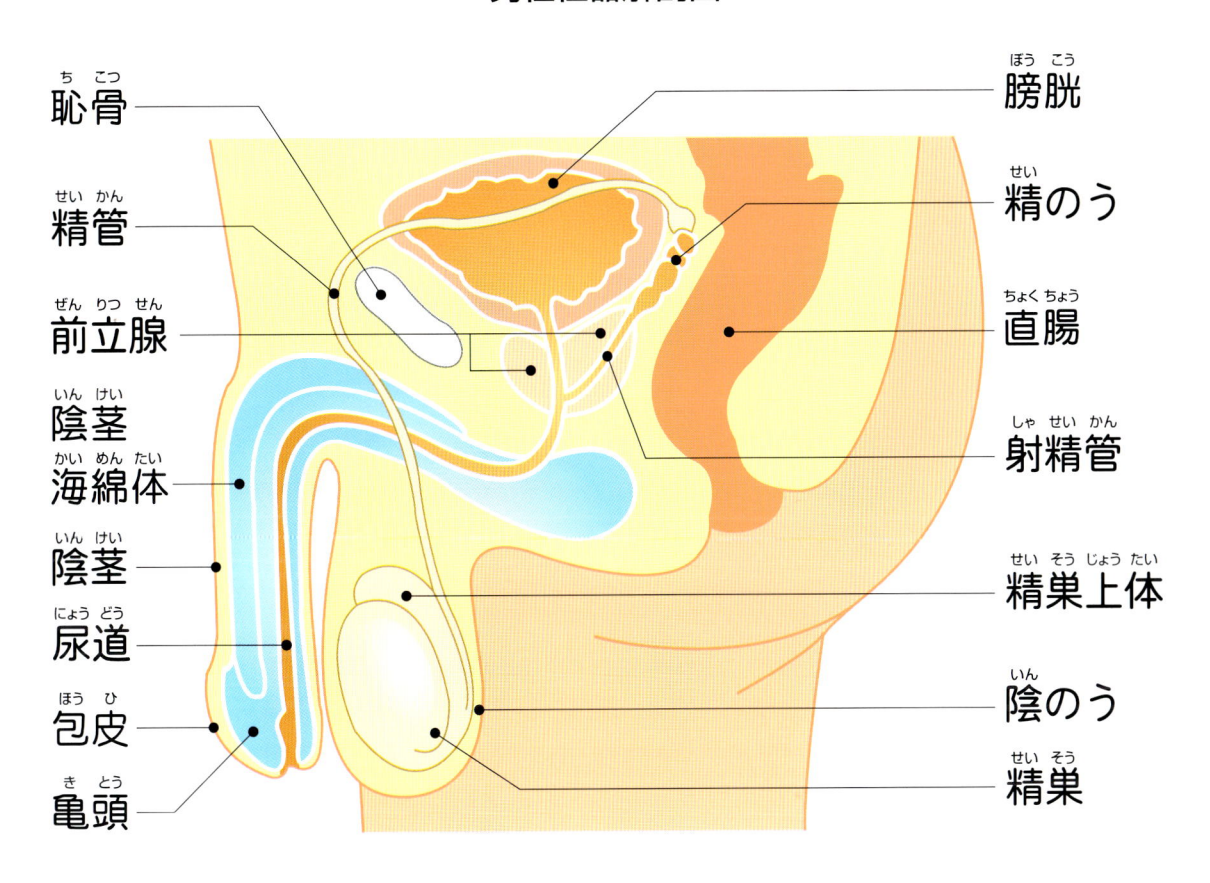

- 恥骨
- 精管
- 前立腺
- 陰茎海綿体
- 陰茎
- 尿道
- 包皮
- 亀頭
- 膀胱
- 精のう
- 直腸
- 射精管
- 精巣上体
- 陰のう
- 精巣

男性性器解剖図　名称の解説

- **生殖器とは？**・・・種族を維持するための新しい個体をつくる機能を営む器官。
- **精巣（睾丸）**・・・精子をつくるところ。正常では左右の別々の陰のうの中にあって、重さは10〜15gで楕円形をしている。
- **精管**・・・・・・精子を運ぶための通り路。
- **精巣上体**・・・・細長い管（直径0.6mm、長さ約6cm）。精子の通る路。
- **精のう**・・・・・精管につながっている。粘液性でアルカリ性液体を分泌し、果糖を含んでいる。果糖は精子の運動エネルギー源となる。
- **陰茎（ペニス）**・・男性の交接器。精子を運ぶ精路と尿道を兼ている。
- **海綿体**・・・・・2個の陰茎海綿体と1つの尿道海綿体で成り立つ。海綿体の内部には血液が入っていて、充血すると陰茎の勃起がおこる。
- **包皮**・・・・・・陰茎を包んでいる皮膚。
- **亀頭**・・・・・・陰茎の先端部。クッションの役割を持つ。
- **前立腺**・・・・・栗の実のような形をしている。重さは約16g。射精時に前立腺液が分泌され、精液の15〜20％を占める。

1 包茎とは・・・

―問題となるのは真性包茎―

　男のあかちゃんは必ず包皮が陰茎亀頭を包み込んだ状態で生まれてきます。これを包茎と呼んでいます。成長するにつれて包皮はむけてきて亀頭部は露出してきます。

　包茎には、手を用いて包皮をむいて亀頭が完全に露出できる仮性包茎と、同じ方法で包皮がむけない真性包茎があります。

　問題となるのは真性包茎です。次のようなトラブルが見られるような場合は手術が必要になります。

❶排尿障害がある場合。
❷恥垢が溜まり包皮炎を繰り返す場合。
❸無理に包皮をむいて亀頭を露出したために、陰茎が包皮によって絞めつけられ血流障害を起こした「嵌頓包茎」の場合。

1 包茎の種類

真性包茎
手で包皮がむけない

仮性包茎
手で包皮がむける

嵌頓包茎
包皮により締めつけられる

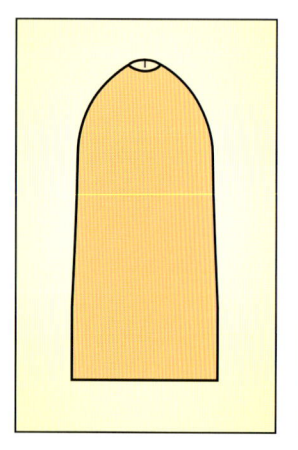

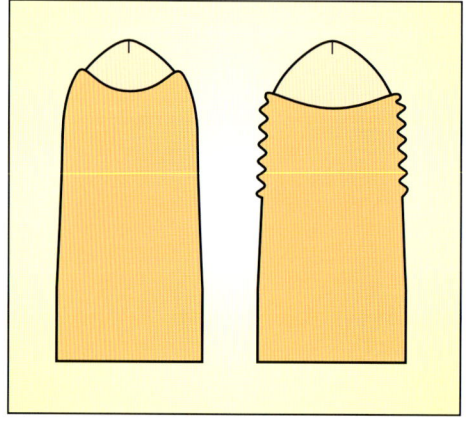

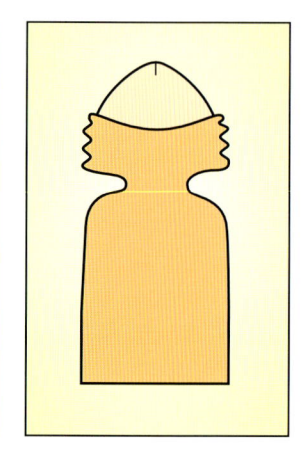

教えて!! Q&A

Q: 包茎かどうかは何歳ごろにわかるの？

A: 本人が気づくのは、小学生高学年〜中学生頃ですが、情報のない人は大人まで真性包茎を放置します。

Q: 真性包茎ではどうして排尿障害が起こるの？

A: 包皮のうち側に尿がたまるため、尿線（おしっこが出る時の放物線）が乱れてパンツや便器を汚します。

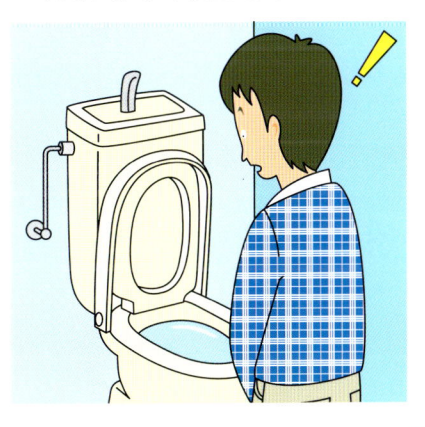

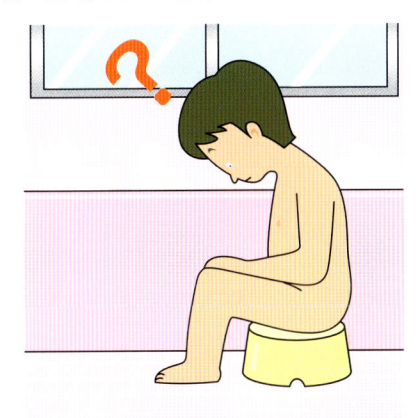

Q: 恥垢がたまらないようにするにはどうしたらいいの？

A: おふろに入った時、包皮をむいてよく洗い流します。この時、嵌頓包茎にならないように注意します（無理にむかない、むいた包皮はもどしておく）。

Q: 包皮炎になるとどうなるの？

A: 包皮の先端（おちんちんのいちばん先の部位）、ひどい場合は包皮全体が赤く腫れて、膿が出ます。痛みが強く排尿痛（おしっこをする時に痛い）もあります。

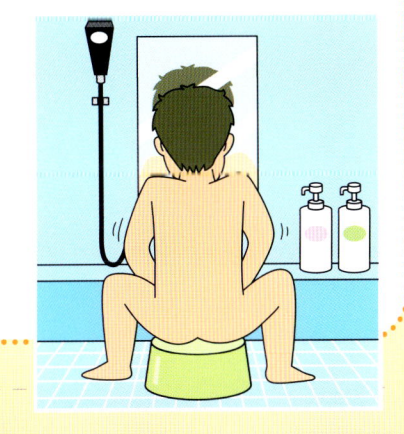

男の子の体と性の悩み　正常から病気まで

1 包茎とは・・・

２ 真性包茎の治療とは？

治療には背面切開術と環状切除術のふたつの手術方法があります。どちらの方法でも良いのですが、小児から中学生までは、手術中や手術後の安静が保てないため局所麻酔での環状切除術を行うのは難しく、背面切開術が多いのです。
　また、癒着が強い時は全身麻酔で背面切開術を行う場合もあります。
一方、高校生以降は美容的な目的も含んだ環状切除術が多くなっています。

背面切開術とは・・・

手順

聞き分けが良く手術中に静かにしていられる子どもは、包皮口の背側に非常に細い針で麻酔薬を１cc程注射する局所麻酔で行います。

↓

切開によって包皮口が広がったら包皮を陰茎の根元方向に引っぱり亀頭を露出させます。この時、包皮が亀頭に癒着（くっついている状態）している場合がありますが、できるだけ癒着をはがします。痛みが強い場合は包皮口の拡張までにします。
［包皮と亀頭の癒着をはがすのに真性包茎の手術以外の治療法を併用することもあります］

↓

最後に包皮の締つけが完全になくなるまで縦切開を追加します。包皮に犬の耳状の変化が残る場合はそこを切除します。

↓

止血を確認した後に、手術後自然に溶ける糸で横方向に縫合します。小さい子どもは亀頭を露出したままでは痛がるので包皮をかぶせて帰宅させます。

包皮の縦切開

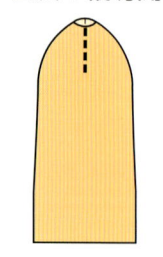

犬の耳状変形の修正

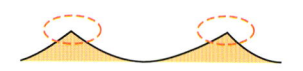

横に吸収糸で縫合

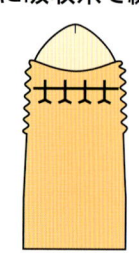

環状切除術とは・・・

手 順

　環状切除術は、高校生以降で行う場合が多く、仮性包茎では美容目的になります。まず包皮の切除量は、陰茎が勃起した時でつっぱらない様に陰茎をひっぱった状態で決めます。

⬇

　切開は、縫合部が亀頭から離れた部分になると、縫合部を境に包皮の色調の違いが明らかになり汚くなるため、陰茎背側では縫合部が亀頭に近いほうが良いのです。（下図参照）
陰茎腹側は快感に影響する包皮小帯（亀頭直下のすじ）を残すような位置に縫合部をおきます。

⬇

　縫合方法は結節縫合（傷に対して直角に糸を出す）と水平マットレス縫合（傷に水平に糸を出す）があります。

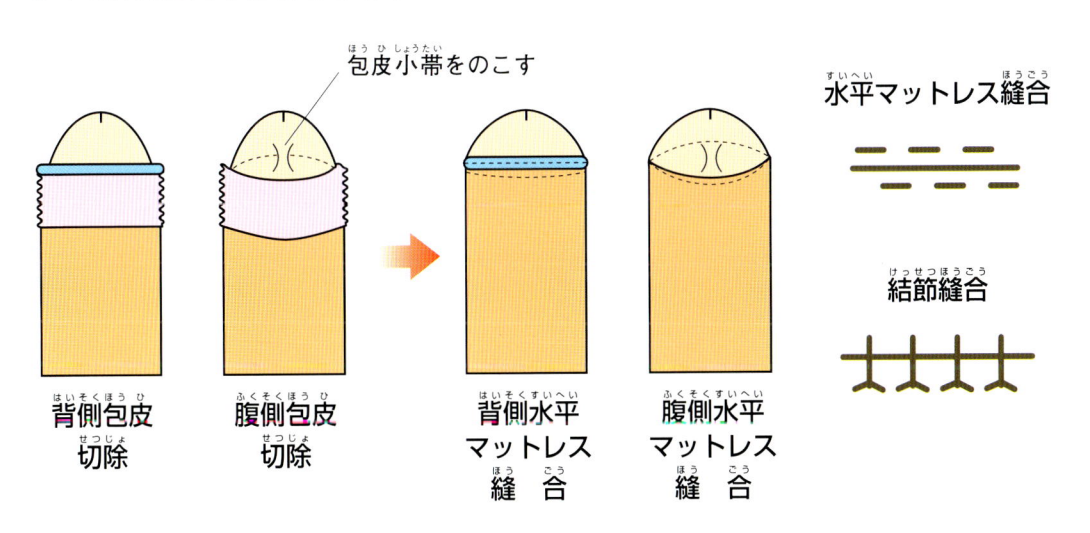

包皮小帯をのこす

水平マットレス縫合

結節縫合

背側包皮切除　　腹側包皮切除　　背側水平マットレス縫合　　腹側水平マットレス縫合

ポイント　縫合方法のメリットとデメリット

結節縫合・・・しっかり縫合できますが糸の痕跡が残る場合があります。
水平マットレス縫合・・・ゆるむことがありますが、糸の痕跡は残りにくく仕上がりが良くなります。

1 包茎とは・・・

3 仮性包茎は医学的には手術しなくてもよい

手術が必要ない包茎は亀頭炎などをおこさない仮性包茎です。**医学的には、仮性包茎で手術をしなければならないことは全くなく、大人でも仮性包茎の人はたくさんいます。また、女性が男性の仮性包茎を気にすることはありません。**

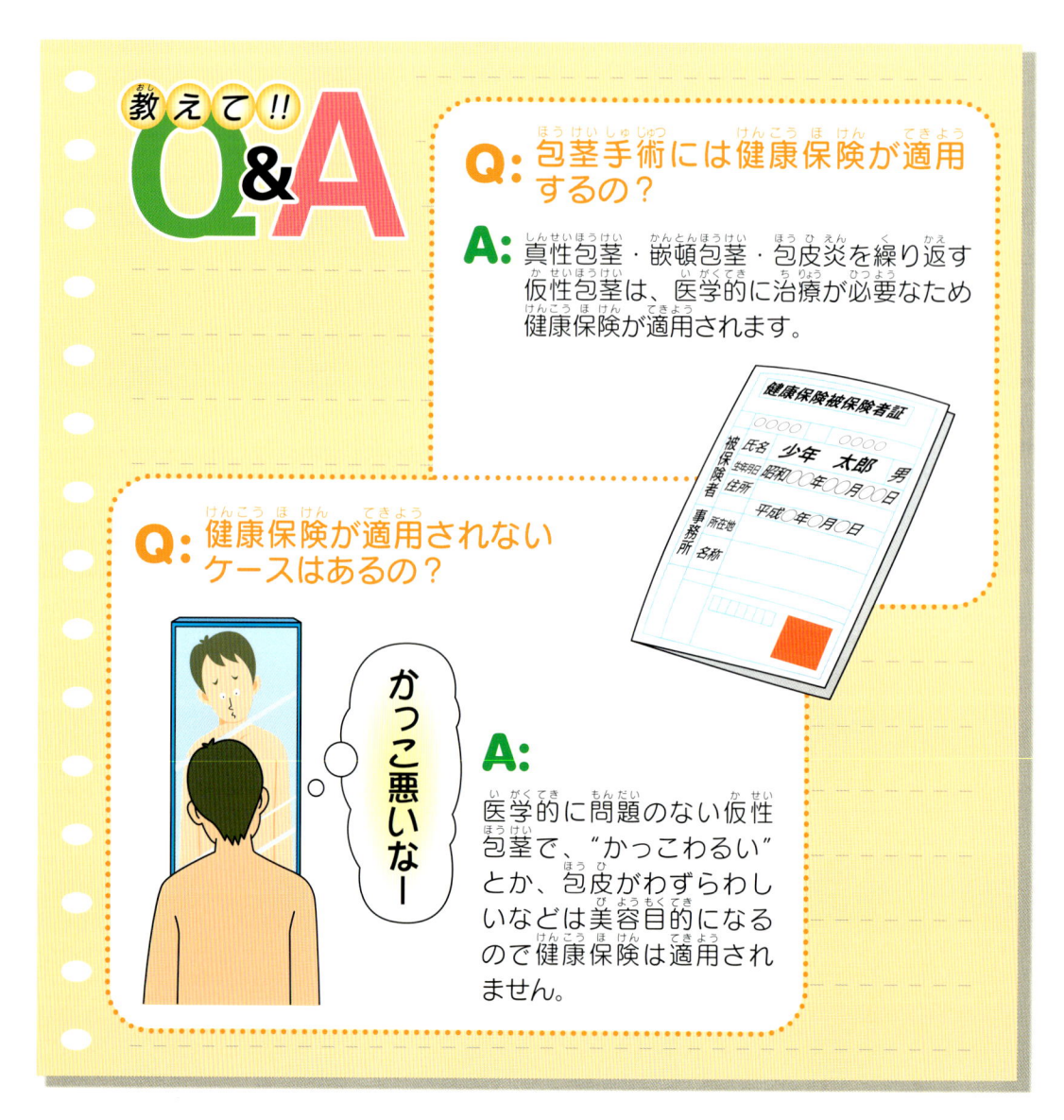

恥垢が陰茎がんなどの原因になると言われることがありますが、仮性包茎の場合は入浴した時に良く洗い流すことができるので心配ありません。

先にも書いたように仮性包茎の手術の目的は、包皮がわずらわしいなど美容目的になります。

教えて!! Q&A

Q: 包茎手術には健康保険が適用するの？

A: 真性包茎・嵌頓包茎・包皮炎を繰り返す仮性包茎は、医学的に治療が必要なため健康保険が適用されます。

Q: 健康保険が適用されないケースはあるの？

（かっこ悪いなー）

A: 医学的に問題のない仮性包茎で、"かっこわるい"とか、包皮がわずらわしいなどは美容目的になるので健康保険は適用されません。

男の子の体と性の悩み　正常から病気まで

4 手術以外になおす方法はあるの？

今まで真性包茎の手術について述べてきましたが、手術はどうしても"いや"という人は次の方法で少しずつ包皮口が拡張してきます。

◆◆◆◆ 入浴時に包皮をむく ◆◆◆◆

毎日おふろに入った時、包皮が柔らかくなった時に手を用いて包皮をむくことを徐々に行います。少しずつ包皮口が拡張し、亀頭と包皮の癒着がある場合も徐々にはがれます。

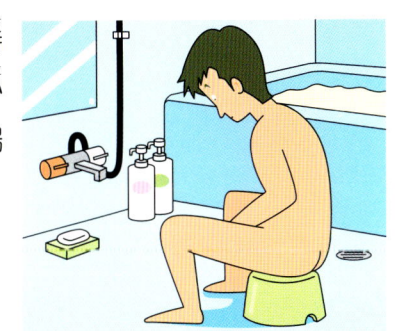

!! 注 この場合に留意すること !!

手を用いて包皮をむく時は次のことに留意しましょう。

- 包皮に炎症があるときは行わない。
- 包皮が完全にむけていても、はじめのころは包皮をもどしておくこと。もどしておかないと陰茎が包皮によって締めつけられ血流障害（血液の循環が悪くなる）をおこす嵌頓包茎になることがある。

嵌頓包茎になり自分で包皮をもどすことができなくなったら、早期に医師の診察を受ける。

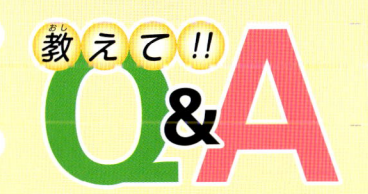

教えて!! Q&A

Q: 包皮の炎症ってどんな状態？
A: 包皮に、発赤、腫れ、痛みがある時が炎症をおこしている状態です。

Q: 嵌頓包茎になるとどんな症状が出るの？
A: 包皮口が狭い状態で包皮をむいて、そのままにしておくと陰茎が締めつけられ血流障害をおこします。早急な処置が必要になります。

2 射精とは？

1 射精のメカニズム

　射精は精子を含んだ液体を体外に射出する現象です。射精は一般に陰茎の刺激が脊髄の射精中枢に伝わり、さらに精路に刺激が伝わって射精がおこります。この射精は反射現象であり通常は勃起を伴いますが、本来、勃起現象とは独立した作用機序なので勃起があっても射精がない場合や、勃起がなくても射精する場合があります。

　そして、この脊髄反射はさらに上位の中枢によって促進的あるいは抑制的に調整されています。

射精の過程

　一般に射精の過程は次の2段階に分けられます。

第一段階　第一段階は、前立腺液、精のう液、精子が前立腺部尿道に運ばれる段階です。この時精液が膀胱に逆流しないように内尿道口（膀胱と尿道の境）が閉鎖します。この尿道口の閉鎖が不十分な場合、逆行性射精という射精障害をおこします（後述）。

第二段階　外尿道括約筋がゆるみ、尿道周囲の筋肉が律動的（周期的に繰り返される動き）に収縮し、前立腺部尿道にたまった精液を体外に射精します。

2 夢精とは

―夢精とは睡眠中に夢を見ている時に射精すること―

　射精は、11〜15歳頃に夢精（睡眠中夢を見ている時に射精すること）やマスターベーションで始まります。マスターベーションの開始年齢が早いと夢精の経験をしない人も約30％いますが、これ自体は病気ではありません。

　通常、浅い睡眠状態で眼球が動いているレム睡眠時に、睡眠勃起現象が一晩に3〜6回おこります。この睡眠勃起の時に性的な夢を見ている場合に夢精をおこします。しかし、マスターベーションを開始すると夢精が無くなることが多いようです。

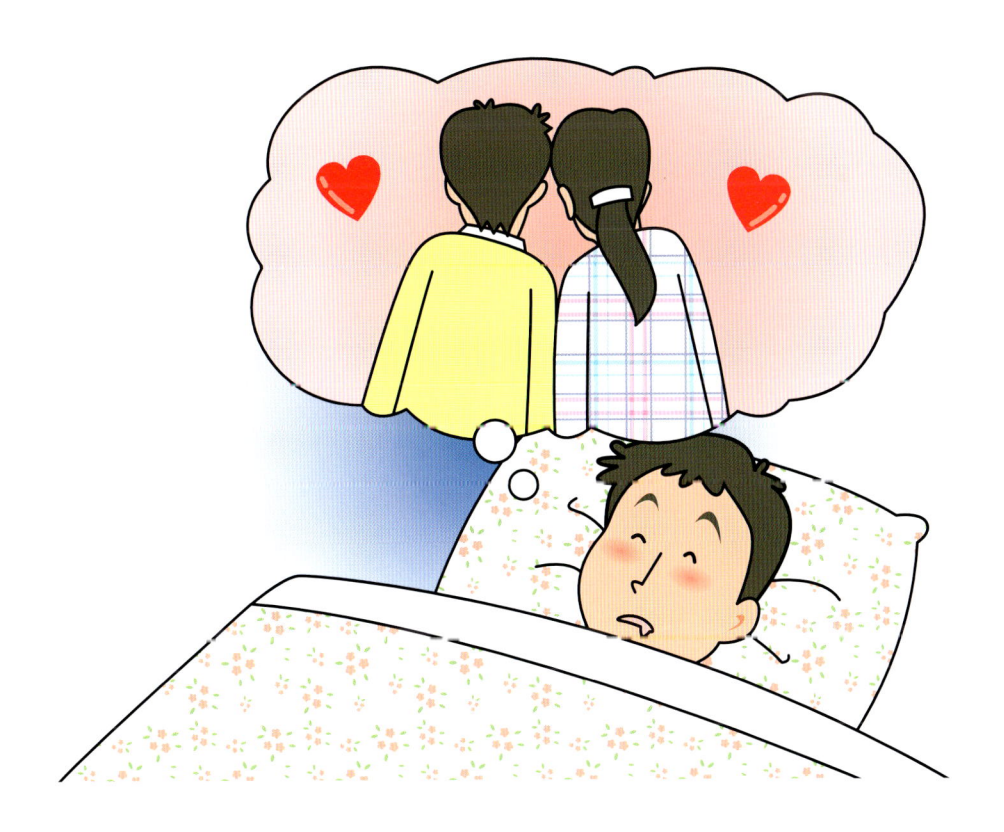

2 射精とは？

3 マスターベーションについて

――適度なマスターベーションは健康な行為――

マスターベーションは大人の男性のほぼ100%が経験しており特殊なものではありません。また、マスターベーションは性欲の発散やストレスの発散にも役立ち、適度であれば健康的と考えられます。

マスターベーションは、恥ずかしいと思われている行為であり、母親などの感情的な対応は親子関係に溝を発生させる可能性があります。そのためマスターベーションについて正しい知識を持つ必要があります。

しかし、マスターベーションをし過ぎて疲れてしまい学業や日常生活に支障をきたすのであれば問題であり、こういう場合は回数を減らす必要があります。

また、ストレスの解消目的でマスターベーションが多くなっている場合はストレスの原因解明と対応が必要でしょう。

――マスターベーションのやり方で将来問題となることがある――

・・・・不妊症や離婚の原因になることも・・・・

マスターベーションのやりかたで将来問題となる射精障害が膣内射精障害と早漏です。さらに勃起障害の原因にもなります。

膣内射精障害とはマスターベーションでは射精できるが女性の膣に陰茎を挿入した状態で射精ができないことで、射精障害の中で37%で最も多いものです。これは不妊症の原因となります。

また、こういう病気を女性が理解できず離婚の原因にもなります。

正しいマスターベーションの方法

通常のマスターベーションのやり方は、自分の手で円筒を作ってスラスト運動を行います。（図参照）

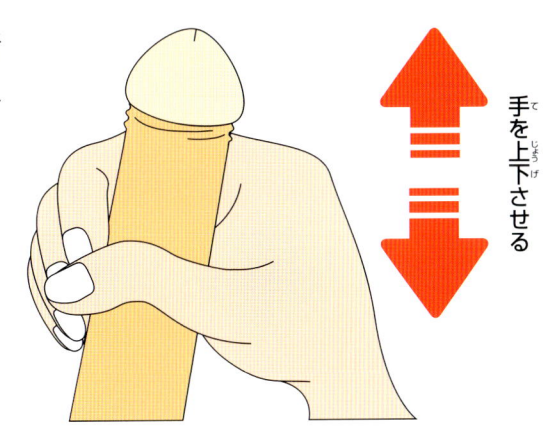

→ 弱い握力でゆっくりスラスト運動を行う

手を上下させる

【膣内射精障害をおこすマスターベーションの方法】

・・患者の事例から多く見られる誤った方法・・

- ■ 陰茎をふとん、畳、じゅうたんにこすりつけたり、本にはさんで射精する習慣を身につけてしまっている。
- ■ スラスト運動で行っているが手で作った円筒が強い圧力であったり、早く手を動かしたりして射精する習慣が身についている。
- ◎ このようなあやまった方法でのマスターベーションの習慣は、大人になってからでは治療に時間がかかるのです。

相談されたら適切な指導を・・・

マスターベーションの方法をすべての人に指導するのは難しいことですが、相談されたら『弱い力でスラスト運動を行う』よう適切に指導して頂きたいのです。

早漏の原因にも・・

若い時期は多くの男性が早漏に悩むものですが、特にマスターベーションは隠れて行うため短時間ですましてしまう場合が多いのです。この短時間で射精してしまう習慣が早漏の原因にもなります。できれば思春期には自分の部屋を持たせるのが精神的にも良いと思います。

2 射精とは？

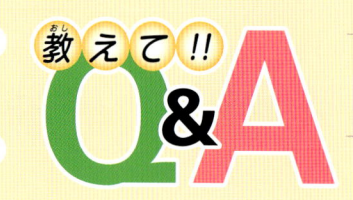

教えて!! Q&A

Q: 雑誌などで「包茎」手術を勧める美容形成クリニックなどの広告宣伝が掲載されています。確かな医療機関を選ぶ基準はなんでしょう？

A: 前述したように真性包茎や嵌頓包茎の手術は健康保険で受けられるので、わざわざ自費診療の美容外科でやる必要はないと思います。
仮性包茎は自費診療なので美容外科でも良いのですが、診察・説明した医師と手術する医師が異なる場合がありますので、手術を担当する医師が信頼できる説明をしてくれなかったら手術は延期したほうが良いでしょう。

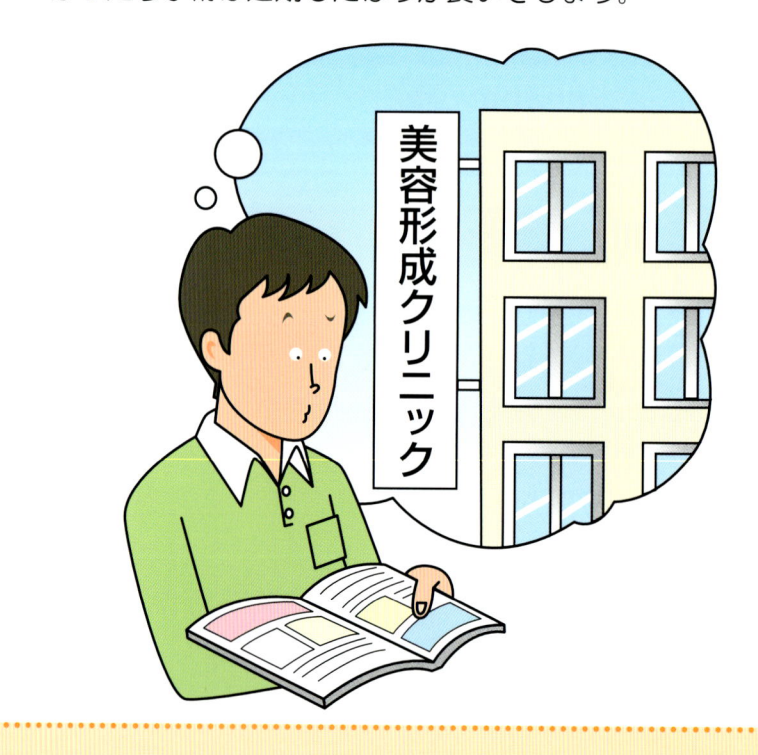

3 射精障害について

前項で述べたように射精障害は、誤ったマスターベーションのやり方が問題になっておこることが多いのですが、その理由はマスターベーションの時と膣に挿入したときの感覚が違うために射精できません。他に性交時に自分の性的感覚に集中できない場合なども原因になっています。

1 射精障害にはどんなものがあるのだろう

射精障害の分類

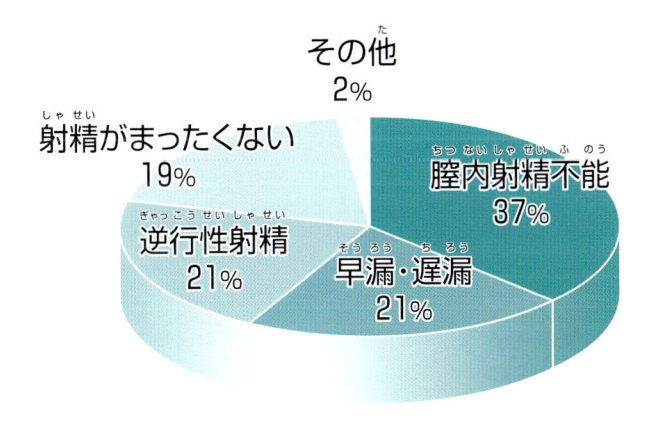

- 膣内射精不能 37%
- 早漏・遅漏 21%
- 逆行性射精 21%
- 射精がまったくない 19%
- その他 2%

マスターベーションにて射精可能、膣内射精不能症例の原因

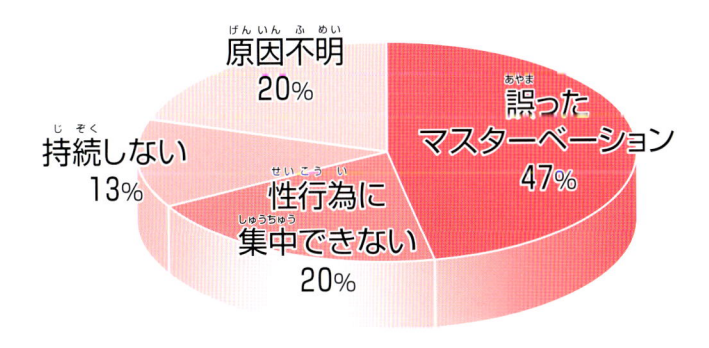

- 誤ったマスターベーション 47%
- 原因不明 20%
- 性行為に集中できない 20%
- 持続しない 13%

資料：東邦大学医学部付属大森病院リプロダクション（生殖）センターを受診した射精障害患者（平均年齢35歳）の原因内訳

3 射精障害について

射精障害の分類

- **早漏・遅漏**は、射精の時間を自分でコントロールできない状態です。早漏は、落ち着かないとき、疲れているとき、短時間のマスターベーションの習慣などが原因になります。
- **膣内射精不能**は、マスターベーションでは射精できるが膣内では射精できない状態です。
- **逆行性射精**は、内尿道口の閉鎖不全により射精時に膀胱側へ射精する状態です。

診断方法と原因

逆行性射精の診断は射精反射が出現した後の尿検査で尿中に精子の有無を確認します。射精反射がないものは夢精がある機能性と夢精もない器質性があります。

器質的要因 腰部交感神経切除術、後腹膜リンパ節廓清術、経尿道的前立腺切除術、骨盤内手術、脊髄損傷、糖尿病など。

機能的要因 下垂体異常、性腺機能低下、薬剤の副作用など。

ワンポイントメモ

器質的要因とは‥体の組織（内臓諸器官）になんらかの異常や変化が起きて、正常な働き（機能）をしないこと。

機能的要因とは‥体の組織（内臓諸器官）にはなんの異常もないが、なんらかの理由で（心理的、知識不足などで）正常な働き（機能）がうまくいかないこと。

② 思春期に教えるマスターベーションの方法

―正しいリプロヘルスプロモーション
　　　　意識を持たせることが大切―

　思春期にマスターベーションの方法を教えるなんてと思われるかもしれません。しかし、現実には筆者らが行った一般男性374人の性歴調査（永尾　光一、他：一般男性の性歴調査　思春期学　vol.15：163-168、1997）では、マスターベーション経験者は100％であり、恥ずかしいことではないのです。そして、特に強調しなければならないことは成人になって問題となる射精障害で最も多いのが膣内射精障害です。

　その原因は繰り返し述べてきたように、思春期から開始した誤ったマスターベーションの方法なのです。

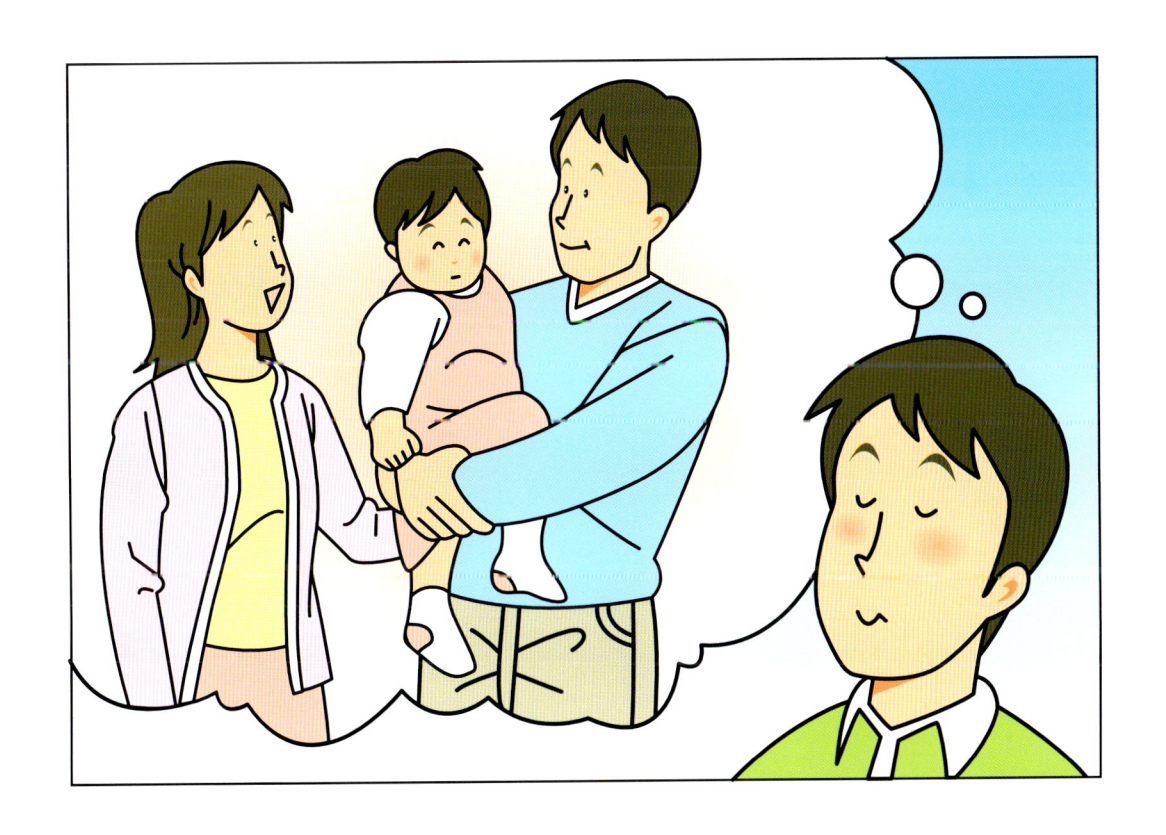

4 性欲低下と快感低下について

1 性欲低下の原因

性欲低下の原因はさまざまですが、機能的（精神的）なものと器質的なものに分けられます。

器質的原因

- 大脳皮質を含む神経系の障害とモノアミンの効果を発揮させるのに必要なホルモンの分泌障害（内分泌疾患）があります。
  → テストステロン（男性）ホルモン低下、高プロラクチン血症、甲状腺疾患など。
- 慢性消耗性疾患 → 慢性腎不全、慢性肝炎など。
- 代謝異常 → 糖尿病など。
- 薬剤 → 抗てんかん薬、精神安定剤、抗うつ剤、血圧降下剤、前立腺の内分泌治療薬 など

機能的原因

機能的な原因としては、多忙、仕事（学業）、職場や家庭、学校などでの人間関係によるストレスから生じるもの、性交の失敗による2次的なものなどがあります。このような原因が背景にある場合は、心理状態を把握するための心理テストを行います。なお、心理テストは心理状態を検査するもので異常所見があっても心因性の性機能障害であるとは言えません。

心理テストは、神経症的傾向の有無を知るための「CMI」テスト、不安傾向の有無を知るための「MAS」テスト、うつ傾向を知るための「QRS-D」テストを行っています。（各心理テストの一部は巻末参照）

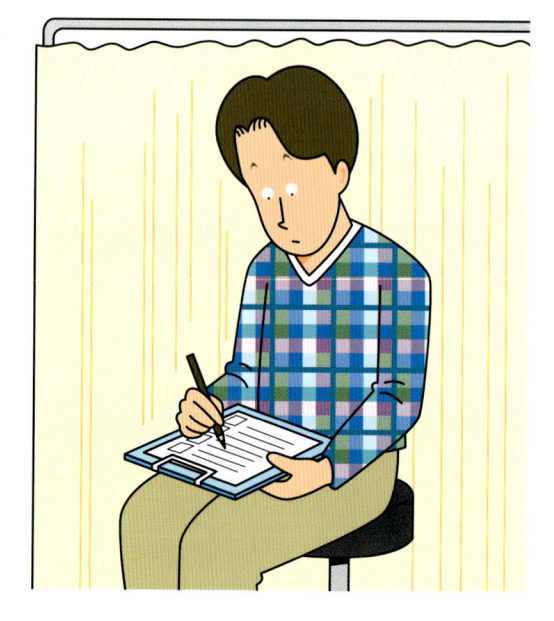

性欲低下の治療

器質性性欲低下には、テストステロンの低下と高プロラクチン血症があります。両者ともホルモン療法を行います。ただし後者の場合は下垂体腺腫をMRI検査などで除外したうえで治療をします。

機能性性欲低下には、生活スタイルの見直し、ストレスの原因の認識と予防、シルデナフィル（バイアグラ）による勃起障害の改善などを行います。

2 快感低下について

快感低下は、射精はあるが快感が乏しいか欠如している状態で心理的要因が大きいのです。通常、男性は射精時に特に強い快感を伴いますが、この快感がなくなってきたと訴える若者がいます。

快感低下の原因　・・・快感は精神的な影響を強く受けます・・・

■ 身体的不安、人間関係、学業などのストレスが強く"うつ傾向""不安傾向""ノイローゼ傾向"など。

■ 包茎の手術後
神経の知覚検査をすると末梢神経の障害がない場合が多く、包皮の切除だけでは重要な神経を損傷することはまずないので、性器ノイローゼのような身体的不安がストレスとしてあるためと考えられます。

■ 真珠腫様丘疹と尖圭コンジローム（性感染症のひとつ）を間違えて切除した場合にもおこります。
尖圭コンジロームはヒトパピローマウイルス（HPV）が原因で、亀頭など浸潤した部分に軟らかくイボ状に増殖するもので性行為で感染します。以前からあり規則正しく並んでいるものは真珠腫様丘疹である場合がほとんどで正常なものです。間違って切除すると快感低下になる場合があります。

4 性欲低下と快感低下について

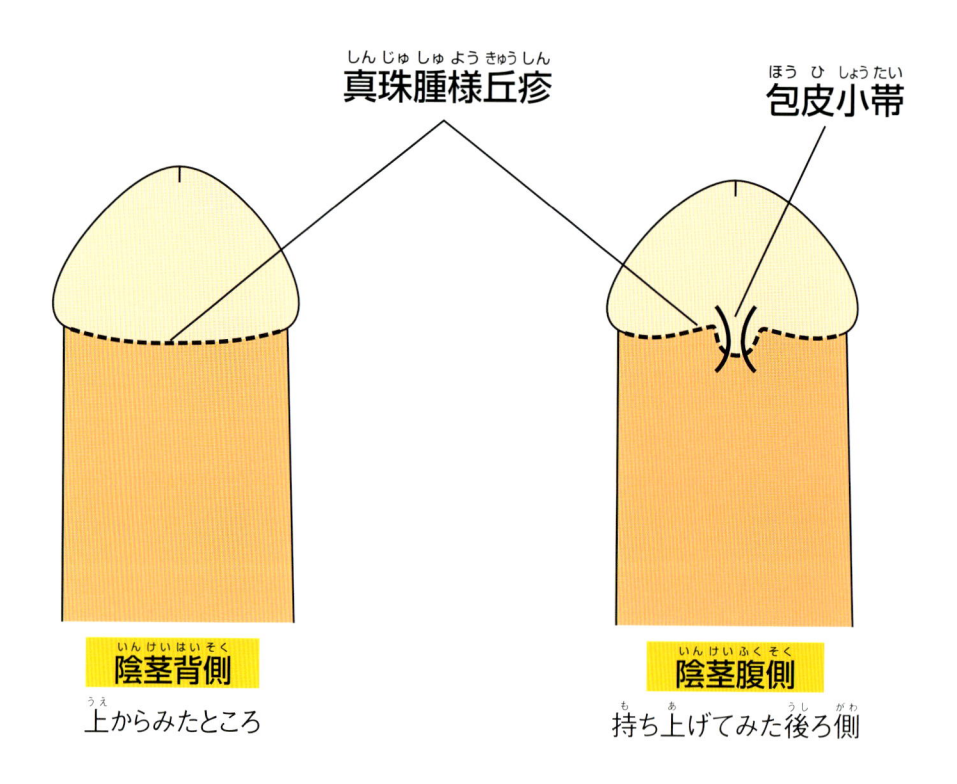

真珠腫様丘疹　　　　　　　包皮小帯

陰茎背側　　　　　　　陰茎腹側
上からみたところ　　　持ち上げてみた後ろ側

真珠腫様丘疹（亀頭の環状隆起部に規則的に並んだ小さなイボ状丘疹）

3 その他の訴え

■ **精液が飛ばなくなった‥**
　精液が飛ばないことは病気ではなく不妊症の原因にはなりません。若者でも禁欲期間や性的興奮の程度や体調にも影響を受けます。無理に精液を飛ばすことを考えると精神的な悪循環に陥るため、このことにこだわらないことです。

5 勃起障害について

1 勃起障害の定義

　勃起障害とは『性交時に十分な勃起が得られないため、あるいは十分な勃起が維持できないため満足な性交が行えない状態』と定義されています。つまり、マスターベーションや別の女性と性交ができても妻やパートナーとできない状態も勃起障害と診断されます。性機能障害で来院する患者さんの9割を占めるのが勃起障害で、最も多い疾患です。

　若年男性で外来を訪れる時の訴えに勃起時亀頭が柔らかいという人がいますが、これは病気ではありません。

　若い人で勃起が弱くなったと訴える人がいます。勃起も精神的なストレスや性的興奮の程度に左右されます。

　まず、精神的ストレスチェックを行い問題があれば解決していかなければなりません。

　最大勃起角度（体軸に対する陰茎の勃起角度、体軸に対して直角を90度とする）が90度以上なら性交可能な陰茎硬度があると考えられ心理的な問題を疑います。

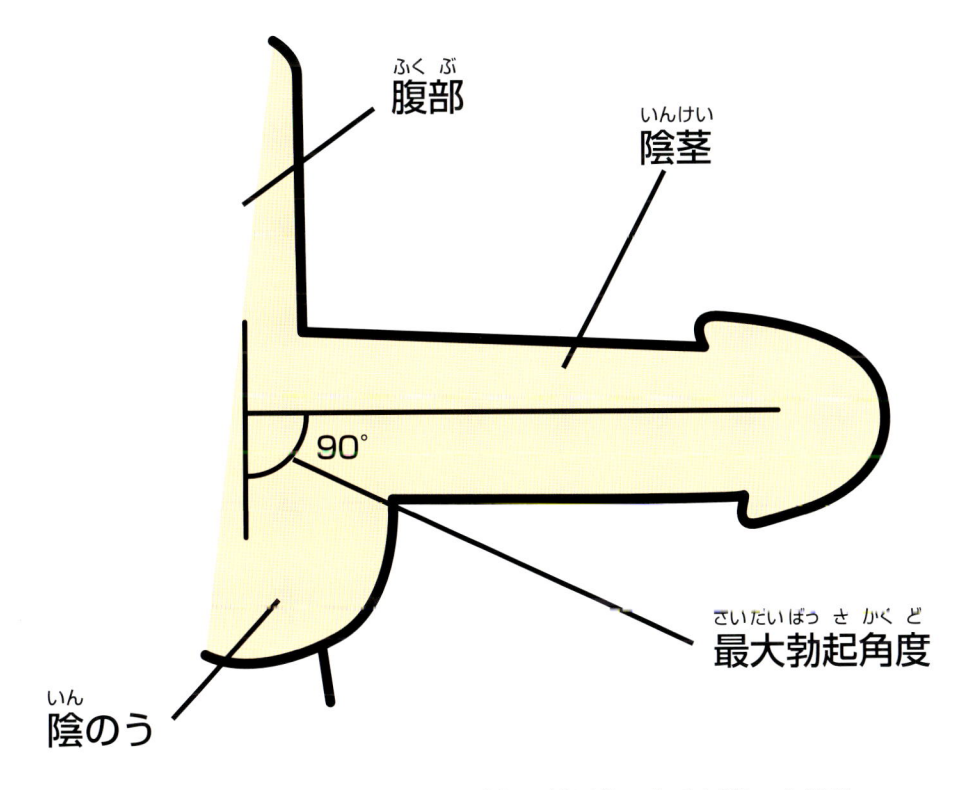

腹部
陰茎
90°
最大勃起角度
陰のう

（最大勃起角度が90度以上なら機能性（心因性）勃起障害の可能性がある）

男の子の体と性の悩み　正常から病気まで

5 勃起障害について

2 勃起障害の主な診断

1. 問診票（勃起診断アンケート）。
2. 問　　診：勃起障害専用カルテを用いて聴取。
3. 診　　察：陰茎、精巣、前立腺などをみる。
4. 血液検査：一般血液検査（腎臓機能・肝臓機能・電解質など）、内分泌検査（黄体ホルモン・卵胞刺激ホルモン・プロラクチン・エストラジオール・テストステロンなどを測定）。
5. 簡易夜間陰茎勃起検査：健常人は睡眠に一致した勃起が1晩で3〜6回発現するため、この勃起を簡易的な器具で測定します。3夜連続記録をとり1回でも陰茎周囲が20mmを越えれば機能性と考えられる。

これらの診察から機能性障害か器質性障害かをみますが、さらに精密検査が必要になります。

3 勃起障害は男性不妊の主要な原因

平成11年度厚生科学研究で筆者らが行った全国10大学病院の調査では、一般男性不妊患者数のうち不妊原因の20.7%が勃起障害であることが判明しました。

文献：H11年度厚生科学研究（子ども家庭相談事業）報告書　pp892-894

4 勃起障害の分類

- ■ 完全型・・・常に性交ができない。
- ■ 中等型・・・しばしば性交ができない。
- ■ 軽　症・・・たまに性交ができない。

●1998年の統計では完全型と中等型の合計が1130万人であり軽症を含めるとそれ以上になります。また、2000年の一般市民意識調査では、既婚男性の30%が勃起障害を自覚していると報告しています。

5 主な器質性原因

- **血管性**：動脈性、静脈性（主な要因は糖尿病・動脈硬化によるもの）
- **神経性**：中枢性、末梢性（主な要因は脳腫瘍・糖尿病・脊髄損傷など）
- **内分泌性**：男性ホルモン低下、高プロラクチン血症など
- **陰茎性**：先天性陰茎彎曲症、陰茎硬化症（ペロニー病）

主なリスクファクター

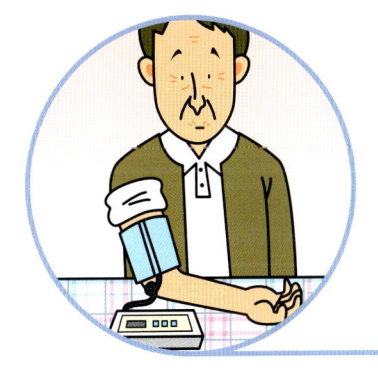

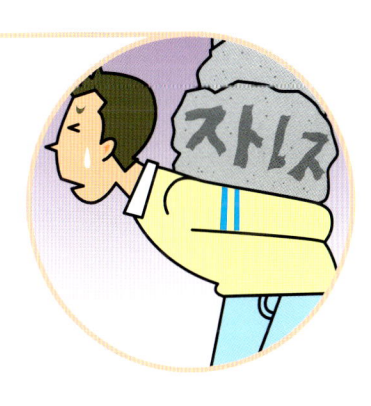

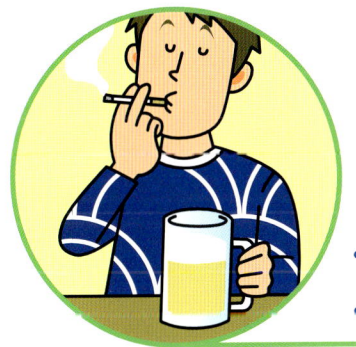

- ストレス
- 心疾患
- 高血圧
- 高脂血症
- 神経障害（脊髄損傷・骨盤内手術後）
- 喫煙
- 過度のアルコール
- 薬剤
- 自転車のサドルによる長時間の圧迫

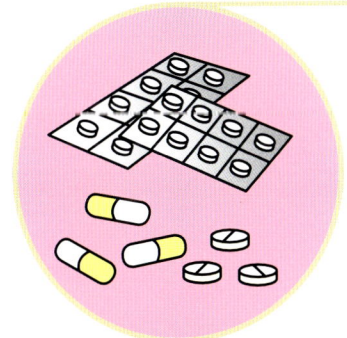

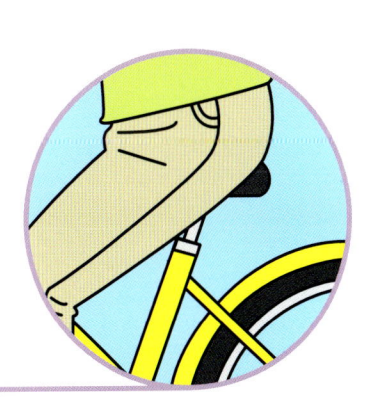

5 勃起障害について

> **コラム**
> 〜亀頭の役割〜

勃起障害は身体に問題のない機能性と身体に問題がある器質性、その他に薬剤性がありますが、心理的なものやそれぞれの身体的問題が重複する場合も多くみられます。若年者で勃起時に亀頭が柔らかいと訴える人が時々いますが、これは病気ではありません。勃起時に陰茎を硬くする部分は陰茎海綿体という部分で左右に存在します。一方、亀頭は尿道海綿体と同じ組織であり、勃起時もそれほど硬くならないのが普通です。そして、尿道は精液の通り道となり、亀頭は女性の膣を痛めないためのクッションになっています。

亀頭
陰茎海綿体（勃起に関与）
尿道海綿体（この中に尿道がある）

陰茎海綿体と尿道海綿体
（亀頭は尿道海綿体の一部である）

10代の性機能外来の現状

10代の患者は大人に比べて少ないものの深刻に悩んでいるケースが多く見られます。東邦大学大森病院リプロダクションセンターの性機能外来受診者の年齢層は下図の通りです。

年齢層分布

10歳代	0.6%
20歳代	6%
30歳代	30%
40歳代	21%
50歳代	10%
60歳代	13%
80歳代	0.4%

10歳代患者の内訳
（1991年4月～2001年4月）

(重複)

病　名	症例数
勃起障害（ED）	27例
射精障害	6例
包茎	3例
精巣欠損	2例
染色体異常（クラインフェルター症候群）	1例

●10年間の症例は37例で年齢は14歳～19歳、平均年齢は17.5歳。

ワンポイントメモ

●**クラインフェルター症候群とは**
　小児期には特徴的な症状が乏しいため、臨床診断は不可能である。高身長、女性様乳房、女性様体形、小睾丸などは思春期以降に出てくる。

●**精巣欠損の原因は**
　先天的なもの、外傷、精巣捻転症、停留睾丸などがある。

男の子の体と性の悩み　正常から病気まで

6　10代の性機能外来の現状

1　10歳代若者の勃起障害（ED）要因とは？

　前述の調査結果の中では、次のような要因が勃起障害を招いています。10代の症例数は少なくとも、精神的および器質的障害があり深刻なケースが多くあることが注目されます。

EDの要因（機能性）	症　例
うつ病またはうつ状態	9例
精神分裂病	1例
その他の機能性（心因性）	9例

EDの要因（器質性）	症　例
陰茎彎曲	3例
腰椎脱臼	1例
尿道断裂後遺症	1例
持続勃起症後遺症	1例

2　主な治療

- ■ **勃起障害**・・・カウンセリング、薬物療法（バイアグラ・ビタミン剤・漢方薬投与など）。
- ■ **陰茎彎曲症**・・・陰茎彎曲形成術。
- ■ **射精障害**・・・マスターベーションの方法の問題2例、糖尿病2例、早漏1例、原因不明2例。それぞれの問題に合わせた適切な指導とカウンセリング。
- ■ **精巣欠損**・・・ホルモン療法、人工精巣移植術など。

バイアグラ処方症例

　10代の性機能障害は、受診者は多くないがその背景には心理的に重篤なケースが見られます。バイアグラ処方にあたってはカウンセリングと併せて、性感染症予防などについての十分な説明を要しますが、親、学校など多方面の連携が必要です。
　10代のバイアグラ治療は、心身の健康に自信を持たせて将来の生活を支援するものでもあります。

症例　心因性勃起障害のケース
～ 複雑な家庭環境と学校でのいじめが背景に ～

　18歳男子学生。16歳より勃起が持続せず。この頃、学校でいじめられ生活が荒れていた。他の診療機関で検査を受け、陰茎海綿体注射テストで血管系に問題がなかったが、未成年のためバイアグラの処方は断られた。その後、患者家族の友人医師より当センターを紹介され受診する。勃起機能アンケートで3か月間に性交の試み3回で一度も挿入できずも、最大勃起角度は90度と良好。その他の検査は正常で心因性勃起障害と診断された。心理テストではノイローゼ傾向、うつ傾向、不安傾向、希望がない‥などであった。喫煙（1日20本）、飲酒（週1回）習慣があり、コンドームを使用する習慣はなかった。両者の希望もあり性感染症や妊娠の危険性について十分説明し、パートナーとの性交時には、最初からコンドームを使用するという確認書を書いてもらいバイアグラを処方。マスターベーション時の勃起は改善したが、性交時には挿入できず。母親が来院し再度処方したが以後来院していない。

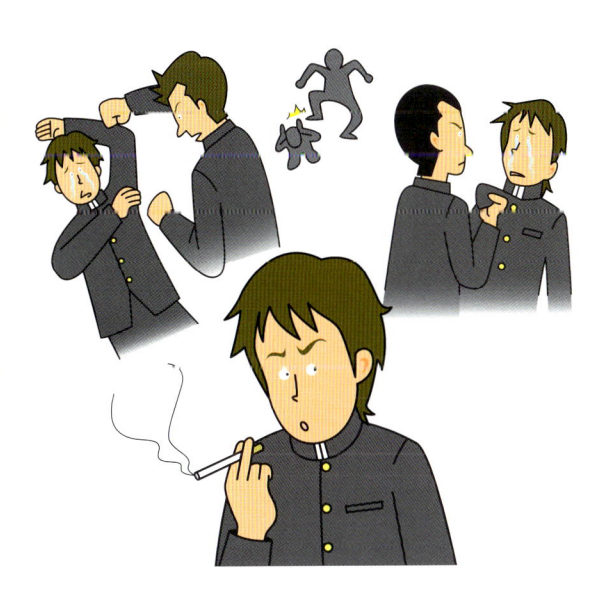

7 先天性陰茎彎曲症

1 先天性陰茎彎曲症

陰茎の曲がりを気にする人がいますが、陰茎が曲がっていること自体は問題ではありません。性行為を行うとき、膣に挿入しづらい、パートナーの性交痛などの原因になることが問題になります。

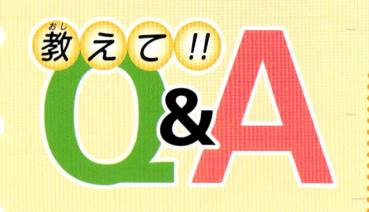

教えて!! Q&A

Q: 何歳ごろから気づいて悩むのか？

A: 特に先天性彎曲症に気づくのは、マスターベーション開始年齢の11〜13歳頃です。マスターベーションを始める時期に悩み、初交時に性交障害に悩んでいるケースは意外と多く存在します。

Q: 性交障害になる陰茎の彎曲角度は？

A: 性交障害になる陰茎の彎曲角度は、下方彎曲で15度、側方彎曲や上方彎曲20度ぐらいと考えられます。
　下方彎曲は男性は、男性上位で性交を行う時、女性の膣が下の方に位置するため軽度の彎曲でも性交障害になります。
　彎曲角度はひとつの目安であって、パートナーとの相性で彎曲が強くても問題にならない場合や、逆に彎曲が弱くても問題になる場合があります。
　なお、筆者の診療科では性交障害がある彎曲角度15度以上を手術適応としています。

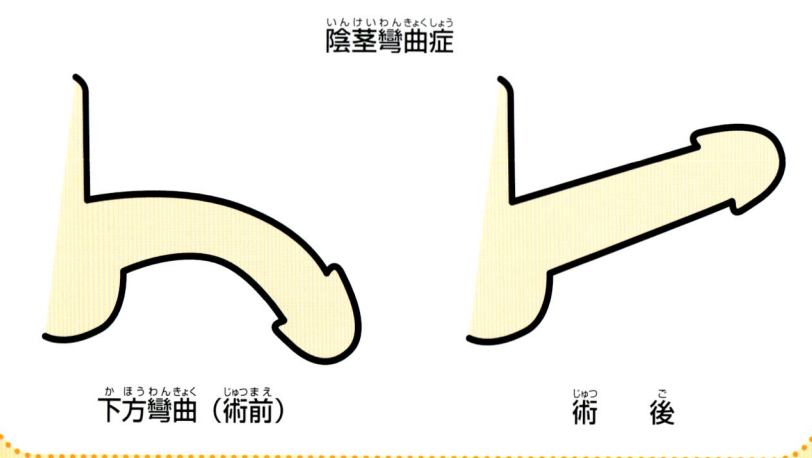

陰茎彎曲症

下方彎曲（術前）　　術後

男子性器発育不全について

1 思春期前に診断することは困難なことがある

異常を疑うケース

- 思春期になっても精巣が小さい。
- 陰毛が薄い。
- 陰茎が極端に小さい。
- 声変わりがしない。
- 体型が女性の様である。
- 射精したことがない。

これらのことがあれば、内分泌障害や染色体異常を疑います。**特に性器は思春期に急激に発育するため、思春期前に発育が不良か否かを診断するのは困難な場合があります。**

ワンポイントメモ

陰茎の発育は順調でも、肥満のため皮下脂肪に埋もれて小さく見えるため受診するケースがあります。これを**埋没陰茎**と言います。

男性性器発育不全はどうして起こるのか

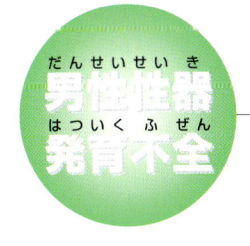

男性性器発育不全

- **低ゴナドトロピン性性腺機能不全**
  性腺刺激ホルモンが分泌されないため精巣が発育せず、男性ホルモンの不足により男性化が起こらない。例として嗅覚障害を伴うKallmann症候群など。

- **高ゴナドトロピン性性腺機能不全**
  染色体異常のKlinefelter症候群など。

- **その他**
  正常だが発育が遅れているだけの思春期遅発症。

8 男子性器発育不全について

思春期遅発症の定義

思春期遅発症の定義は「14歳になっても二次性徴が出現しないか、精巣・陰茎の発育を認めても5年以内に外性器の発達が完成しない場合」とされます。

性腺発育不全の原因

i 一過性思春期遅発
　① 体質性思春期遅発症
　② 慢性疾患
　③ 栄養性疾患
　④ ホルモン異常

ii 低ゴナドトロピン性性腺機能低下症
　① 先天性
　② 後天性

iii 高ゴナドトロピン性性腺機能低下症
　① 先天性
　② 後天性

高波：男子性器発育不全・日本思春期学会20周年記念誌　p99-106, 2000より引用
一部改変（注：病名の詳細については省略）

早期治療が必要な低ゴナドトロピン性性腺機能低下症

体質性思春期遅発症は放置しても自然に性成熟と成長が見られるため、経過観察でよいでしょう。しかし、早期治療が必要な低ゴナドトロピン性との鑑別が重要ですが、臨床所見やホルモン測定からは判断できません。

低ゴナドトロピン性性腺機能低下症では、睡眠中の血中LH値の増加を認めませんが、体質性思春期遅発症ではLHの分泌がみられLH-RH連続負荷試験でLHの増加が大きいのが鑑別診断のポイントです。

高ゴナドトロピン性性腺機能低下症

Kallmann症候群
常染色体劣性遺伝で視床下部の性腺刺激ホルモン放出ホルモンの産生障害で嗅覚障害を伴います。また、嗅覚障害がなくゴナドトロピンのみが欠損している**ゴナドトロピン単独欠損症、LH単独欠損症、FSH単独欠損症**などがあります。

Prader-Willi症候群
15番染色体長腕の一部欠失が関与しています。肥満、低身長、特異顔貌（アーモンド様の眼、魚様の口）、停留精巣、知能低下、筋緊張低下を示します。

Laurence Moon-Biedl症候群
常染色体劣性遺伝。網膜色素変性症、精神遅滞、肥満、性器発育不全、多指症、合指症を示し、性器発育不全は50～60％の発生頻度でみられます。精巣発育不全、小陰茎、尿道下裂などもみられます。

8 男子性器発育不全について

Klinefelter症候群

性染色体が47XXYであり、47XY/47XXY、48XXXY、49XXXXYなどの亜型もあります。
ゴナドトロピン高値を示し、小さい精巣、女性化乳房、無精子症があり、手足が長くやせ型で長身の体型が特徴です。陰茎が正常大の場合には普通に結婚し不妊で発見されることがあります。

XXmale

性染色体が46XXでありながら精巣があり表現型も男性型でKlinefelter症候群と同様な臨床症状を示します。
性染色体がXXなのに精巣決定因子であるSRY（sex-determining region Y）がX染色体に転座※して男性化をきたすとされています。
しかし、SRY陽性はすべてではなく80～90％と報告されています。男性不妊の精密検査中に発見されることが多く、小児期では尿道下裂などの異常で発見されます。

※転座とは・・・染色体の一部が位置を変え、本来の場所でない染色体上の場所に結合してしまうこと。染色体の形態に異常が現れるとともに、突然変異が生じる。

Noonan症候群

常染色体優性遺伝で、男性Turner症候群ともいわれます。眼間開離、眼瞼下垂、心臓奇形、低身長、精神遅滞、翼状頚（側頸部に過剰な皮膚のたるみが認められること）、外反肘、漏斗胸、肺動脈弁狭窄、小陰茎、停留睾丸（約50％）などが特徴です。

男性性器発育不全の診断

■思春期男児の陰茎・陰のう・性毛の発達段階（Tannerによる5段階の判定法）

性発育の判定は外陰部、陰毛の変化で性成熟の度合を判定します。

診察の内容

- 陰茎の長さと周径の計測
- 精巣の計測
- ホルモン検査
- 染色体検査
- HCG負荷試験
  （精巣の男性ホルモン分泌能を調べる）
- LH-RH負荷試験
  （下垂体のゴナドトロピンの分泌能度を調べる）
- LH-RH連続負荷試験
  （再検査）
- 骨年齢の算出　など。

① 陰　毛

【性発育の判定】

1度　思春期前。陰毛なし。

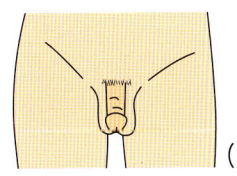

2度　陰茎基部ないし陰唇周囲に長いやや着色した柔らかい毛がまばらに生える。
（2度）

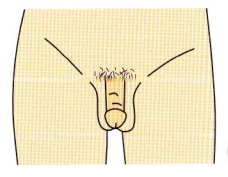

3度　毛はかなり濃く密となり、ちぢれの度を増し、恥骨結合のところまでまばらに広がる。
（3度）

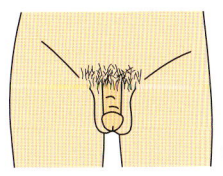

4度　成人型に近いが、大腿内側にまでは広がらない。
（4度）

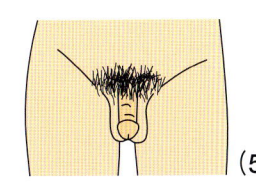

5度　成人型。
（5度）

8 男子性器発育不全について

② 男子外陰部

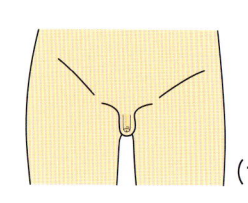

【性発育の判定】

1度 （1度） 思春期前。精巣、陰のう、陰茎はともに幼児期と同じ大きさ、割合である。

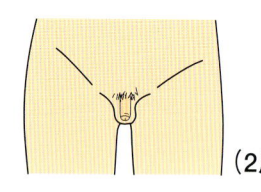

2度 （2度） 精巣と陰のうは大きくなり、陰のうに色素沈着を認める。陰茎の大きさは変わらない。

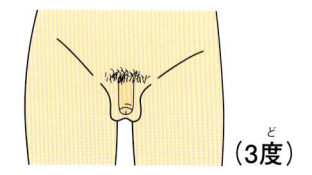

3度 （3度） 陰茎は長さと大きさを増す。精巣と陰のうはさらに大きくなる。

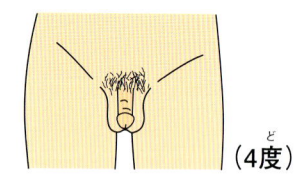

4度 （4度） 陰茎は太く大きくなり、亀頭も大となる。精巣も陰のうもさらに大となり、陰のうは色素を増して濃くなる。

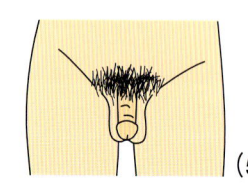

5度 （5度） 大きさも型も成人型。

注意深く対応しなければならない性器発育不全

筆者の思春期相談室を性器発育不全で訪れた患者のうち真の性腺機能低下症は7.2%と非常に少なく、埋没陰茎や性器ノイローゼが原因であることが多くありました。

しかし、性腺機能低下症は治療時期を逸してしまうと不妊症や成長障害になることもありますので、注意深く対応しなくてはなりません。

尿道・精巣の異常

1 尿道下裂

　尿道下裂とは外尿道が陰茎腹側の近くに開口する先天性疾患です。尿道開口部の位置から4つのタイプに分類されます。胎生期に尿道溝の両側縁が正中線上で癒合し尿道が形成されますが、この癒合が何らかの原因で停止したものが尿道下裂です。しばしば、外尿道口狭窄、停留精巣、ソケイヘルニアを合併します。

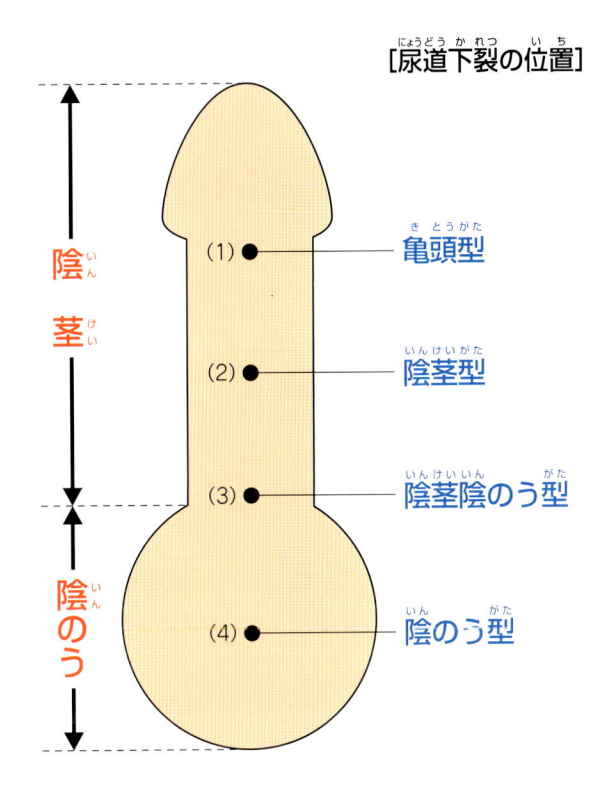

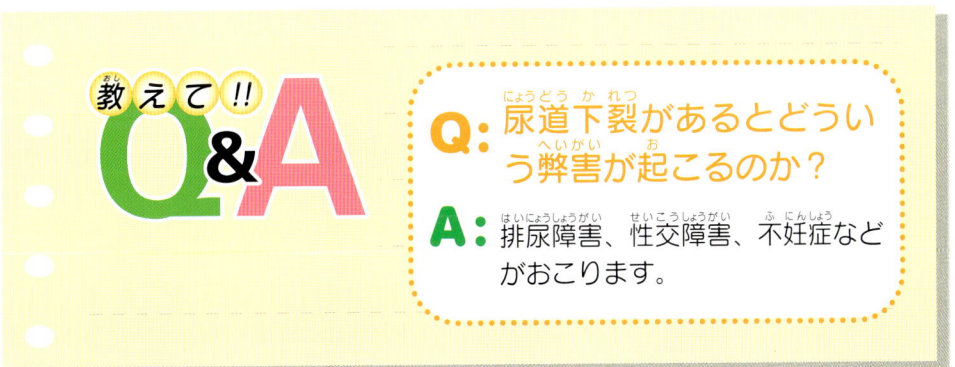

[尿道下裂の位置]

陰茎
- (1) 亀頭型
- (2) 陰茎型
- (3) 陰茎陰のう型

陰のう
- (4) 陰のう型

教えて!! Q&A

Q: 尿道下裂があるとどういう弊害が起こるのか？

A: 排尿障害、性交障害、不妊症などがおこります。

2 治療

〜手術の目的は亀頭先端に開口する尿道と陰茎外観の正常を図るため〜

　治療は形成外科的に行われますが、手術時期は3歳前後が多く、より早期に行われる場合もあります。就学前に治療を完成させたいものです。
　しかし、難治症例があったり成長とともに修正が必要の場合もあり思春期に修正手術を行うことがあります。

9 尿道・精巣の異常

3 停留精巣

　胎生3か月頃まで腹部にあった精巣は下降を開始し、7か月頃にソケイ管、8か月頃陰のうに達します。出生時には陰のう内に収まるのが一般的ですが、下降が不十分な状態を停留精巣と呼んでいます。

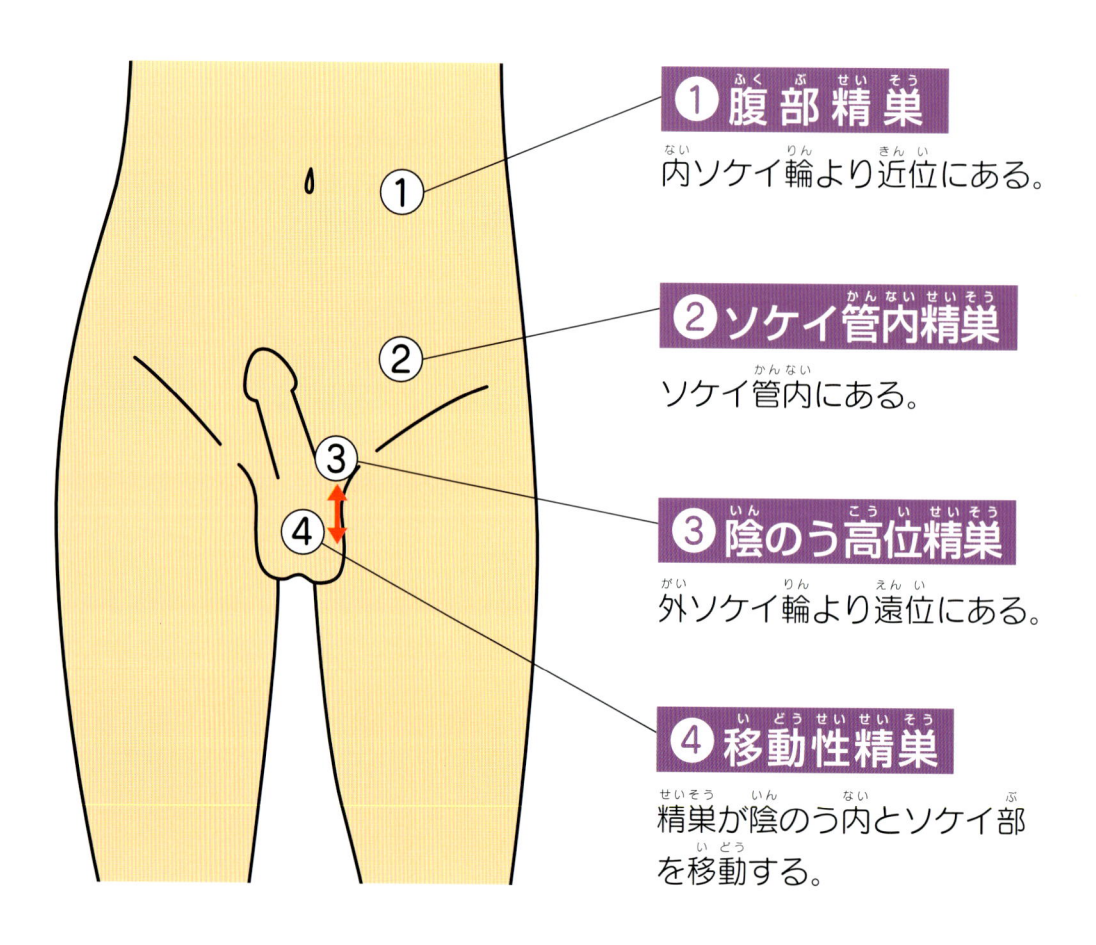

停留精巣の分類

❶ 腹部精巣
内ソケイ輪より近位にある。

❷ ソケイ管内精巣
ソケイ管内にある。

❸ 陰のう高位精巣
外ソケイ輪より遠位にある。

❹ 移動性精巣
精巣が陰のう内とソケイ部を移動する。

停留精巣の合併症は精巣腫瘍と不妊症

　停留精巣の合併症として、精巣腫瘍と不妊症が挙げられます。精巣腫瘍は停留精巣の1～2％に発生します。正常精巣に比べ腹部停留精巣では60倍、ソケイ部停留精巣でも10倍以上の発生率です。

　また、精巣腫瘍患者の12％が停留精巣から発生します。腫瘍の発生時期は平均で26歳頃のため経過観察や本人によるチェックが必要となります。

治療

　生後3か月までは自然下降する可能性があるので1歳まで経過観察となります。自然下降が期待できない症例は3歳頃までに手術を行います。

　思春期や成人期の停留精巣は精巣萎縮が高度のため、精巣摘除を行いますが、小児期でも萎縮が高度な場合は摘除します。

4 精巣捻転症

　精索を軸に精巣が捻れて、精巣の血流障害を生じる状態を精巣捻転症といいます。4～6時間完全虚血状態（血液の流れが止まること）が続くと精巣壊死（精巣組織が死ぬこと）をおこすため、緊急手術が必要な疾患です。新生児期精巣捻転症と思春期精巣捻転症があります。

思春期精巣捻転症

～どうして起こるのか～

■　思春期は精巣が発育して重量を増すため、精巣挙筋の支持力が相対的に減少する時期で捻転しやすい年齢です。
■　また、固有鞘膜が長くのびて精索まで包み込む構造になって、広い鞘膜腔内で精巣は自由に動くために発症しやすいのです。（次ページの図参照）

9 尿道・精巣の異常

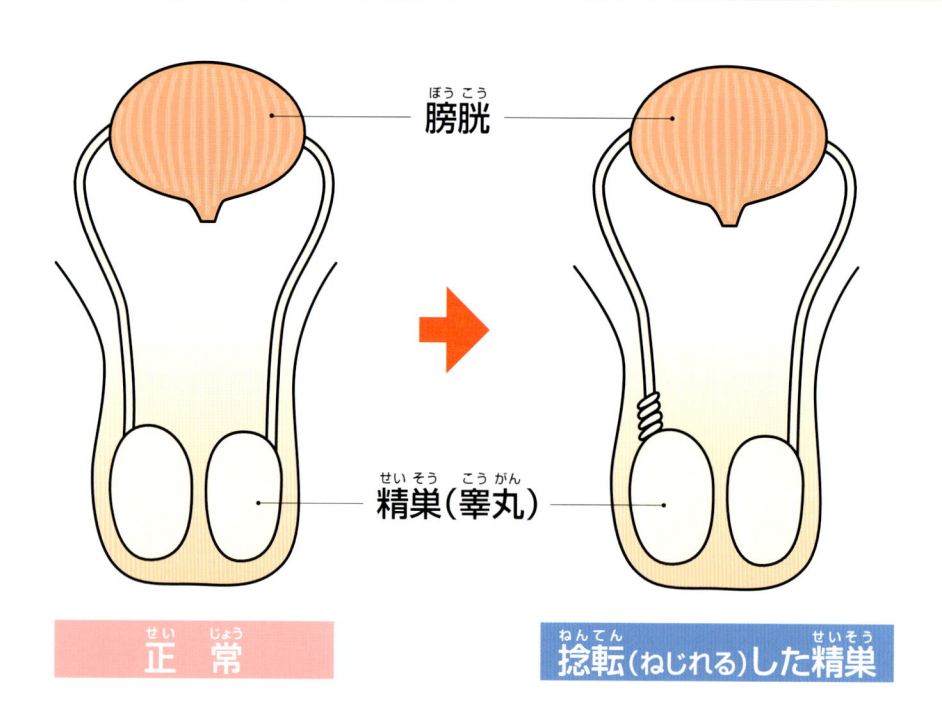

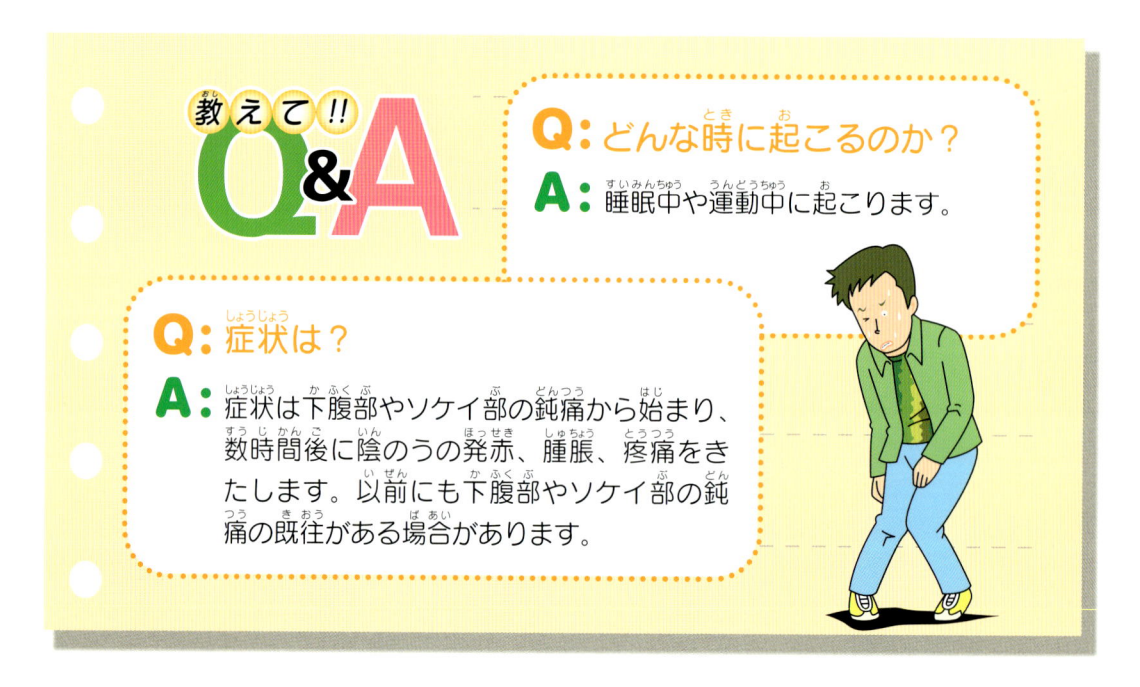

膀胱

精巣（睾丸）

正常　→　捻転（ねじれる）した精巣

教えて!! Q&A

Q: どんな時に起こるのか？
A: 睡眠中や運動中に起こります。

Q: 症状は？
A: 症状は下腹部やソケイ部の鈍痛から始まり、数時間後に陰のうの発赤、腫脹、疼痛をきたします。以前にも下腹部やソケイ部の鈍痛の既往がある場合があります。

☞ **アドバイス**　注意しなければいけないのは、下腹部やソケイ部の痛みということで内科や外科を受診し痛み止めのみで対応するため手術時期を逃してしまうことです。

こんな時の対処法を教えてください

Q: 運動中や遊んでいて股間にボールなどが強く当たったり、机の角などで強く打った場合衝撃が強く激しい痛みを訴えることがありますが、このような時どうすれば良いでしょう？

A: 外傷は強い刺激でおこる打撲の状態です。痛みは下腹部におこります（精巣の知覚神経は腹部にある）。痛みだけであれば様子を観察します。
ただし、次にあげる症状が見られたら泌尿器外来のある医療機関ですぐに診察を受けてください。

症状と観察のポイント

陰のうの皮下出血・腫れる・痛みが続くなど。精巣が二つに割れることもあります。

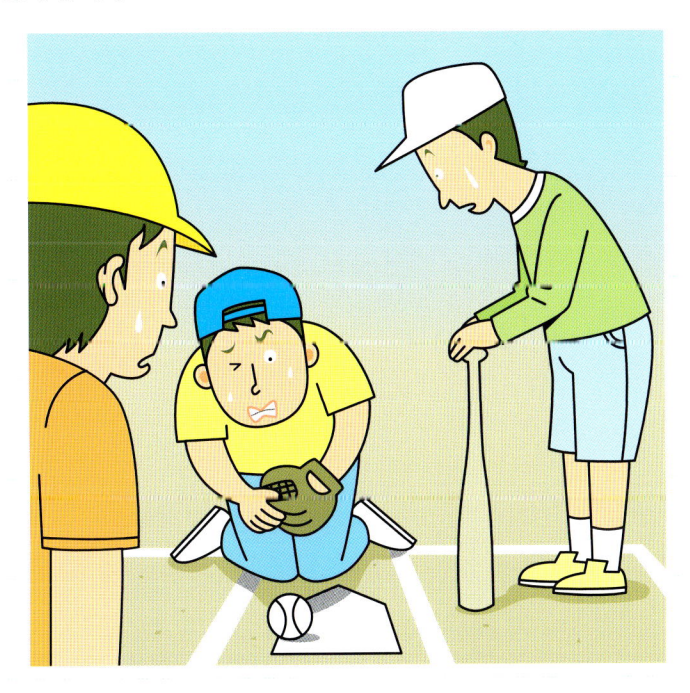

9 尿道・精巣の異常

5 精巣欠損

　精巣の外傷、先天性精巣欠損、萎縮精巣、精巣捻転症などにより精巣欠損の形態を気にする患者がいます。特に思春期は身体的コンプレックスに悩む時期でもあり、こういった若い患者にはシリコン製の人工精巣移植手術を行います。

6 精索静脈瘤

　左陰のう部の重圧感、重苦しさ、不快感、鈍痛、腫瘤、血尿、男性不妊を訴える疾患です。
　原因は、精巣静脈の弁の障害、大動脈による腎静脈の圧迫などにより精巣静脈の血液が陰のうへ逆流するため、精巣の周りに静脈瘤ができます。このため上記症状が出ます。
　思春期に左陰のうの鈍痛などがない場合、手術が必要かどうか意見の分かれるところですが、静脈瘤により精巣が萎縮している症例が多く、将来、男性不妊症になる可能性があるので筆者らはインフォームドコンセントをとり手術する場合があります。
　基本的には静脈瘤の程度により手術適応を決定しています。つまり、診察で視診や触診で容易に診断できて、超音波検査で安静時に静脈瘤がはっきりしていれば手術適応になります。

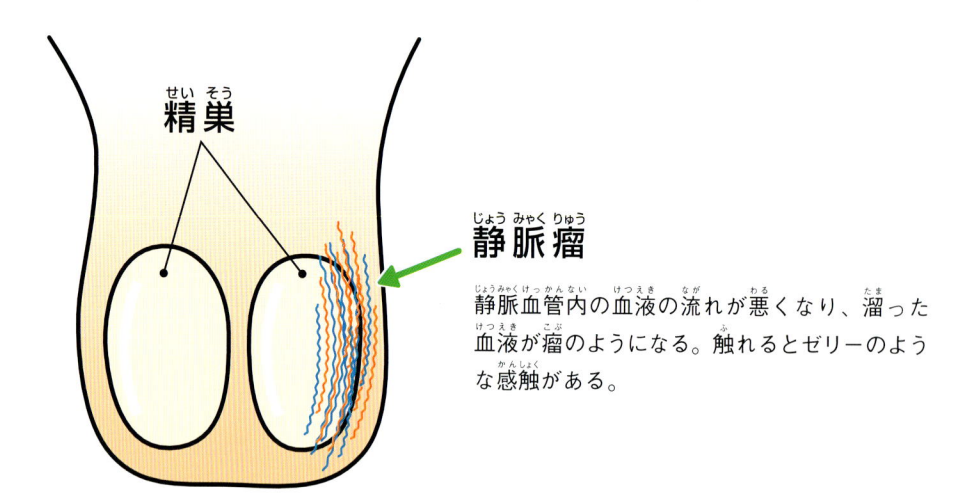

精巣

静脈瘤
静脈血管内の血液の流れが悪くなり、溜った血液が瘤のようになる。触れるとゼリーのような感触がある。

若者に急増 ―性感染症―

……性行動によって感染する病気……

蔓延の一因は無防備な性行動

性感染症は性行動によって感染する病気ですが、特に先進諸国の中で日本の若者の「性器クラミジア症」と「淋病」の罹患率が高くなっており憂慮すべき状況になっています。

感染症発生動向調査による性感染症報告数

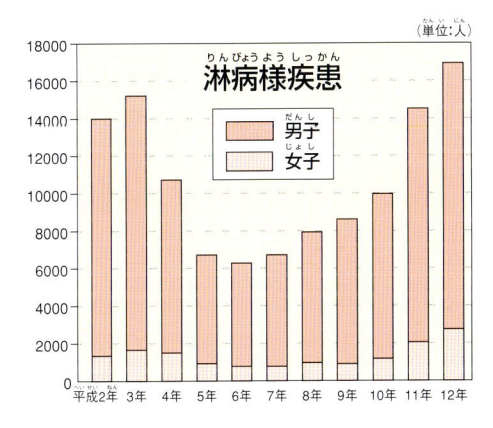

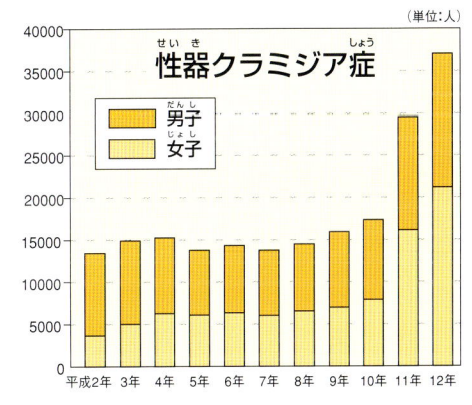

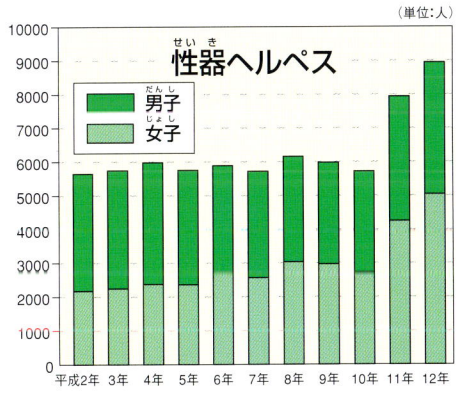

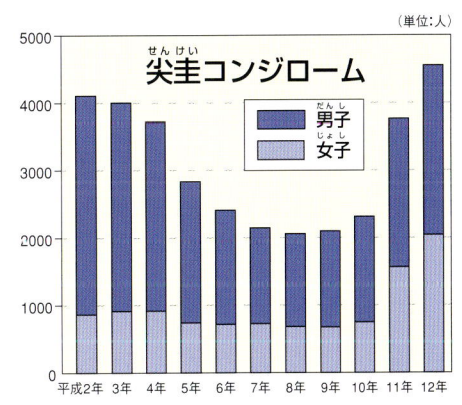

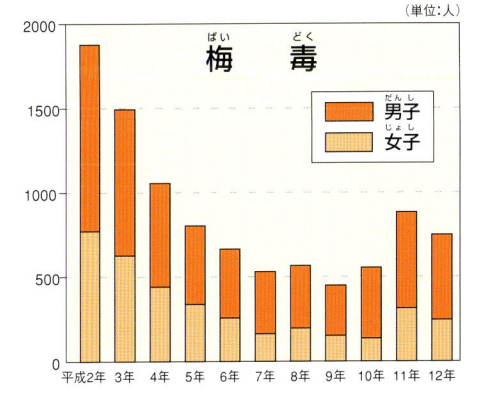

定点報告
- 淋病様疾患（男子・女子、平成2年～12年、単位：人）
- 性器クラミジア症（男子・女子、平成2年～12年、単位：人）
- 性器ヘルペス（男子・女子、平成2年～12年、単位：人）
- 尖圭コンジローム（男子・女子、平成2年～12年、単位：人）

全数調査
- 梅毒（男子・女子、平成2年～12年、単位：人）

資料：〔厚生労働省〕定点調査については、「感染症サーベイランス事業年報」（平成11年3月まで）、「感染症発生動向調査」（平成11年4月以降）
全数調査については、「伝染病統計」（平成11年3月まで）、「感染症発生動向調査」（平成11年4月以降）

10 若者に急増 ― 性感染症 ―

性器クラミジア症と淋病

男性の性感染症においては、尿道炎が圧倒的に多く、なかでも性器クラミジア症がもっとも多いのです。男性の尿道炎は、性器クラミジア症が一般女性からの感染が多く、淋病はソープ以外の風俗での感染が多いのです。

	潜伏期間	症状
性器クラミジア症 →	1～3週 →	排尿時の痛みが軽度で、分泌物は漿液性で少ない。
淋菌 →	7日以内 →	排尿時の痛みが強く、白い膿が多く出る。最近は、今までの治療薬では効かない低感受性淋菌が約35％もあると報告されている。

梅毒

梅毒トレポネーマによる感染で、皮膚や粘膜に症状が現れたものを顕性梅毒、無症状のものを潜伏梅毒といい半数以上は潜伏梅毒です。症状は4期に分けられます。

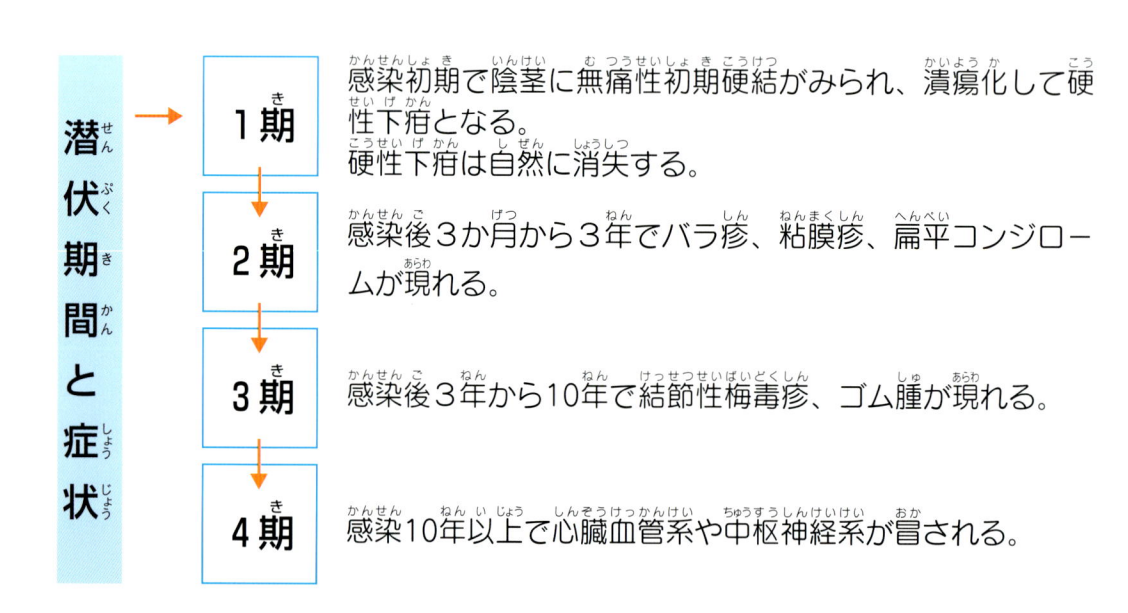

潜伏期間と症状

- **1期**: 感染初期で陰茎に無痛性初期硬結がみられ、潰瘍化して硬性下疳となる。硬性下疳は自然に消失する。
- **2期**: 感染後3か月から3年でバラ疹、粘膜疹、扁平コンジロームが現れる。
- **3期**: 感染後3年から10年で結節性梅毒疹、ゴム腫が現れる。
- **4期**: 感染10年以上で心臓血管系や中枢神経系が冒される。

性器ヘルペス

単純ヘルペスウイルスによる感染で起こり、陰茎などに水疱や潰瘍ができます。

尖圭コンジローム

ヒトパピローマウイルスの感染で起こり、陰茎や肛門に半米粒状のものができ、治療をせずに放置すれば大きくなりカリフラワー状になります。

エイズ

後天性免疫不全症候群のことで、ヒト免疫不全ウィルス（HIV）に感染して発症します。感染は70〜80％が性行為ですが、発症までの期間は約10年。HIV感染の検査は血液中の抗体を調べる検査ですが、感染から2か月後の血液でないと診断できません。

▶▶▶ 性感染症の予防はコンドーム使用 ◀◀◀

性感染症の予防は、コンドームの正しい使用が重要です。パートナーがピルを服用していてもピルは性感染症予防にはなりません。射精前ではなく膣内挿入前につける必要があります。

また、不特定の相手やリスクの高いパートナー（自分以外の相手がいるパートナー）と性交渉を持たないことも必要です。

なお、最近ではオーラルセックスが原因で"喉"にも多くの微生物が発見されています。

10 若者に急増 ― 性感染症 ―

コンドームの正しい付け方を覚えておこう

1 コンドームは性器接触前にペニスが勃起状態になってから、ペニスに装着する。

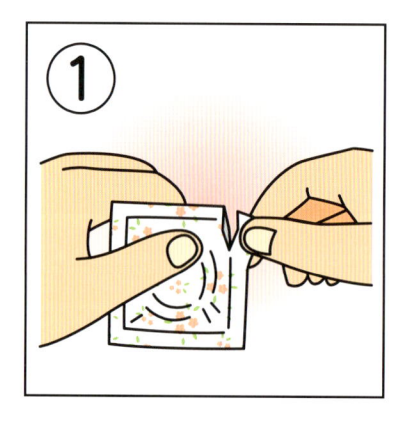

2 使用直前にコンドームを個別包装内の端によせ、コンドームから遠い端を指で破り、コンドームを傷つけないように取り出す。(図①)

3 コンドームには表と裏があるので表と裏をよく確認してから亀頭の上に置く。(図②) この際、亀頭にピタリと密着させる。(図③)

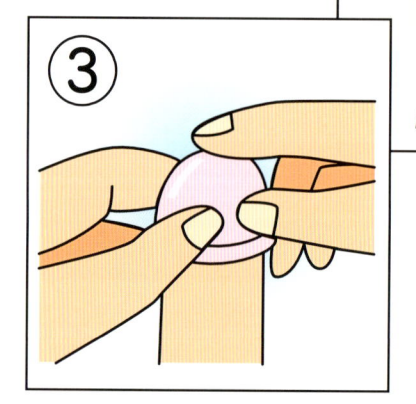

＊商品によっては、コンドームの先端の精液だまりの空気をぬいてから密着させるものもあるので、説明書をよく読む。

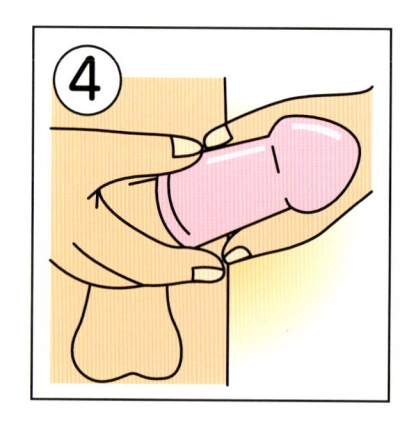

4 コンドームをゆっくりと両手の指でペニスの根元に向かってころがしながら、根元までかぶせる。この時、表と裏を間違えると装着できない。(図④)

ワンポイントメモ

- 射精後は、すみやかにコンドームを押さえながら、ゆっくりと膣外へ抜き出す。
- 使用したコンドームは水洗トイレに流さないこと。トイレの排水故障の原因になる。
- 注 コンドームはメーカーによっていろいろな種類があるので、それぞれの商品についている使用説明書をよく読む。

!! コンドーム使用上の注意 !!

コンドーム使用は自分とパートナーの健康を守るためのもの

- コンドームの使用は、1個につき1回限りを厳守。
- コンドームに傷をつけないためには、つめ、歯、その他の硬いものには強く触れないようにすること。傷が使用中のコンドーム破れの原因となる。
- 天然ゴムラテックスを素材にしているコンドーム使用で、かゆみ、発赤、じん麻疹、発熱、呼吸困難、喘息様症状、血圧低下、ショックなどのアレルギー症状をまれに起こすことがありますが、このような症状を起こした場合は、直ちに使用を中止し、医師に相談する。
- 男性のペニスに装着するコンドームは、女性の膣内に挿入するように出来ているので、これ以外の使用は破れる危険がある。
- 性感染症は、性交渉による接触感染ですのでコンドームは必ず性器接触前に装着する。避妊を目的にする場合でも、はじめから装着する。精子は射精時だけではなく、射精前後にも出るので注意が必要。

参考資料：「ニューゼリアコートうすうす」説明書より（ジェクス株式会社）内容一部改変

11 避妊

20歳未満の人工妊娠中絶増加傾向!!

　わが国では1948年、優生保護法の元に人工妊娠中絶が世界にさきがけて合法化され、中絶が容認されてきました。

　厚生労働省が毎年発表している人工妊娠中絶データはP53の通りですが、15歳以上20歳未満の人工妊娠中絶が増加しています。この背景には次のことが考えられます。

❶ 若年層では性行動が活発であるが、避妊の知識が不十分なために望まぬ妊娠が多くなる。

❷ 妊娠した場合、身体不調や月経不順などがみられても妊娠の徴候に気づくのが遅れる。

❸ 社会的に自立していないため中絶する時期が遅れる。

【望まない妊娠をしないためには・・】

フランスの場合・日本の場合

　避妊法では、計画外妊娠の少ないフランスとわが国を比較すると、日本ではどの年代でも一貫してコンドームと性交中絶法が多く行われています。

　フランスでは年齢別に効果的な避妊をしており若年層では経口避妊薬、比較的高い年代では子宮避妊具や避妊手術が多くなっています。

最近のわが国の避妊方法の現状

　日本では1999年に低用量経口避妊薬(ピル)、銅付加子宮内避妊具、女性用コンドームが認可されましたが普及するには時間がかかるようです。

年齢階級別にみた人工妊娠中絶実施率
（15歳以上50歳未満女子千対）の年次推移

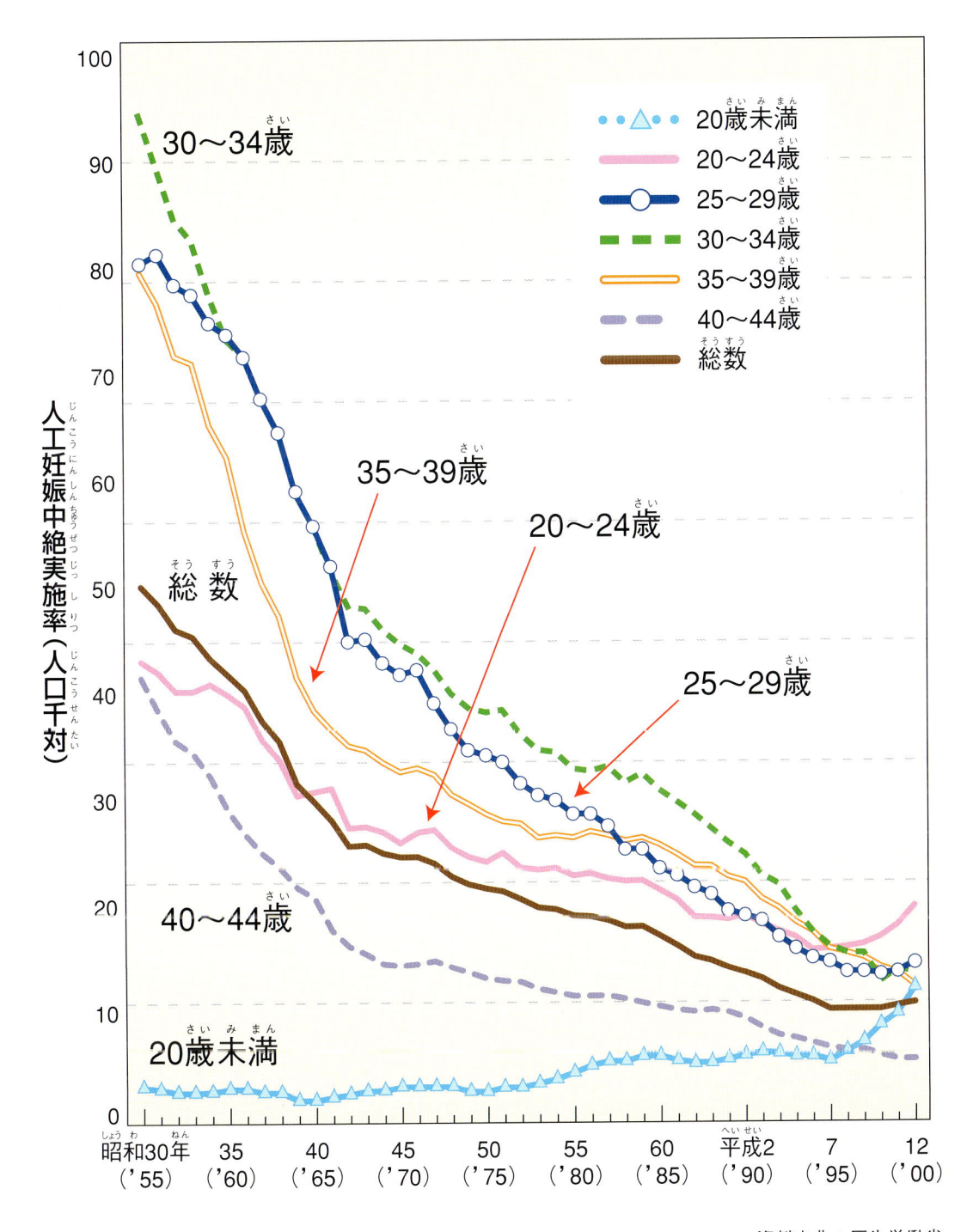

凡例：
- 20歳未満
- 20～24歳
- 25～29歳
- 30～34歳
- 35～39歳
- 40～44歳
- 総数

縦軸：人工妊娠中絶実施率（人口千対）
横軸：昭和30年（'55）、35（'60）、40（'65）、45（'70）、50（'75）、55（'80）、60（'85）、平成2（'90）、7（'95）、12（'00）

資料出典：厚生労働省

男の子の体と性の悩み　正常から病気まで

(表紙見本)

巻末資料

調　査　票

記入　　年　　月　　日

姓名 _____　　年令 _____　　男・女　　職業 _____

次の質問の各項目についてあてはまるところに○印をおつけ下さい。

質　問	いいえ	はい		
		時々	しばしば	常に
1. 身体がだるく疲れやすいですか				
2. 騒音が気になりますか				
3. 最近気が沈んだり気が重くなることがありますか				
4. 音楽をきいて楽しいですか				
5. 朝のうちに特に無気力ですか				
6. 議論に熱中できますか				
7. くびすじや肩がこって仕方がないですか				
8. 頭痛持ちですか				
9. 眠れないで朝早く目ざめることがありますか				
10. 事故やけがをしやすいですか				
11. 食事がすすまず味がないですか				
12. テレビを見て楽しいですか				
13. 息がつまって胸苦しくなることがありますか				
14. のどの奥に物がつかえている感じがしますか				
15. 自分の人生がつまらなく感じますか				
16. 仕事の能率が上がらず何をするにもおっくうですか				
17. 以前にも現在と似た症状がありましたか				
18. 本来は仕事熱心で几帳面ですか				

リプロダクションセンター

（表紙見本）

男性用

Cornell Medical Index
CMI健康調査表
日 本 版

14才〜成人

© 1949
Cornell University
Medical College

原　著
KEEVE BRODMAN, M. D.
ALBERT J. ERDMANN JR., M. D.
HAROLD G. WOLFF, M. D.

構　成
鹿児島大学医学部名誉教授
　金　久　卓　也
元浜の町病院副院長
　深　町　　　建

	平成　　年　　月　　日実施
姓　　名	満　　歳　職業
現 住 所	
最終学歴　　小学　　中学　　高校　　大学　　　卒業　　中退	
結婚状況　　未婚　　既婚　　死別　　別居　　離婚	

記 入 の 注 意

1　この調査表はあなたの健康状態についておたずねするものです。
2　すべての質問に，はい，いいえ，のどちらかを ○ でかこんで答えて下さい。
3　"はい"のときは ㊥ ，"いいえ"のときは ㊥ として下さい。
4　この調査表には男性用と女性用とがありますから，渡された用紙が間違いないか，たしかめて下さい。
5　では，用紙をひっくりかえして1頁の1番から始めて下さい。

京都市東川区今熊野ナギノ森町11　　三京房発行　　TEL 075-561-0071
〔不許複製〕

(表紙見本)

①

© 1943
日本版 MMPI

M A S

構成者
Taylor, J.A.
阿部 満洲
高石 昇

やり方

65の質問項目が印刷してあります。これをよく読んで、あまり深く考えないで、気楽にやってください。自分に当てはまるものの○印を「そう」「ちがう」のどちらか1つ、自分に当てはまるものの○印をつけて下さい。「どちらでもない」ときは両方の□に×をしてください。ビニール袋の上からボールペンで書いて下さい。

	そう	ちがう

1. 手足はいつも　ほどよく暖かい。
2. 仕事するときは　たいへん緊張してやります。
3. ゲーム（勝負事）には負けるよりは勝ちたいと思います。
4. 月に何回か下痢（はらくだし）します。
5. 便秘で困るようなことは　めったにありません。
6. 急に気分が悪くなって　吐いたりするので困ります。
7. 選挙のとき　私はほとんど知らない人に投票することが　時々あります。
8. 2，3日に一度は悪夢（いやな夢）でうなされます。
9. 一つの仕事に打ち込むことは　なかなかできません。
10. 時たま　私は口にだして言えないような　良くないことを考えます。
11. 眠りがとぎれがちで　よく眠れません。
12. 自分もほかの人のように　幸福だったらなあと思います。
13. 気分がよくないと　気むずかしくなることがあります。
14. 恥ずかしくて　顔が赤くなることはほとんどありません。
15. 私はたしかに自信にかけています。
16. 私はいつも幸福です。
17. 胃のぐあいは　ひどく悪い。
18. 切符を買わないで映画館にはいっても　見つかる心配がないなら　私はたぶんそうするでしょう。
19. 自分は役に立たない人間だと思うことが　時々あります。
20. すぐ私は泣くほうです。
21. 時々　口きたなく　ののしりたくなります。
22. 疲れやすいほうではありません。
23. 何かしようとする時に　手がふるえることがよくあります。
24. 頭がいたくなることは　めったにありません。
25. 困ったときなど　汗がうんと出て弱くなることが　時々あります。
26. 私は知っている人全部が全部　好きだとはかぎりません。
27. 何かにつけて　よく心配する方です。
28. 胸がドキドキしたり　息切れしたことはほとんどありません。
29. じっと坐っておられないくらい　気持ちが落着かないことがあります。
30. 私はほかの人よりも　神経質ではないと思います。
31. 時々　人のうわさをします。
32. 涼しい日でも　すぐに汗をかきます。
33. 私は自信に満ちています。

うらへ ➐

氏名		男・女
職業		
学歴		
平成　年　月　日 実施	未婚　既婚	
年　月　日 生	満年齢	

(表紙見本)

| 外来番号　No | | 入院番号　No | |

氏　名		職業	
生年月日	明　大　昭　　　年　　　月　　　日　（　　歳）		未婚　既婚　離婚　再婚
住　所		電話	
初診月日	年　　　月　　　日	宗教	

主　訴
　性欲：
　勃起：　erotic erection　　　　　　　　morning erection
　　　　　reflective erection　　　　　　NPT
　性交：＊可　否　＊持続時間　　　　　＊回数
　射精：＊可　否　＊射精感の有無　有・無　＊持続時間　速い・正常・遅い
　オルガスム：＊有（強　弱）・無　＊不快感　有・無

現病歴

性機能障害以外の症状
　排便：＿＿＿＿＿＿＿＿＿　　排尿：＿＿＿＿＿＿＿＿＿
　補償問題：　　　　　　　　裁判：
　　　　　　　　　　　　　　嗜好：タバコ　　本／日　アルコール　／日

勃起機能アンケート

Q1 最近、性交の試み（失敗も含めて）は何日くらいですか？

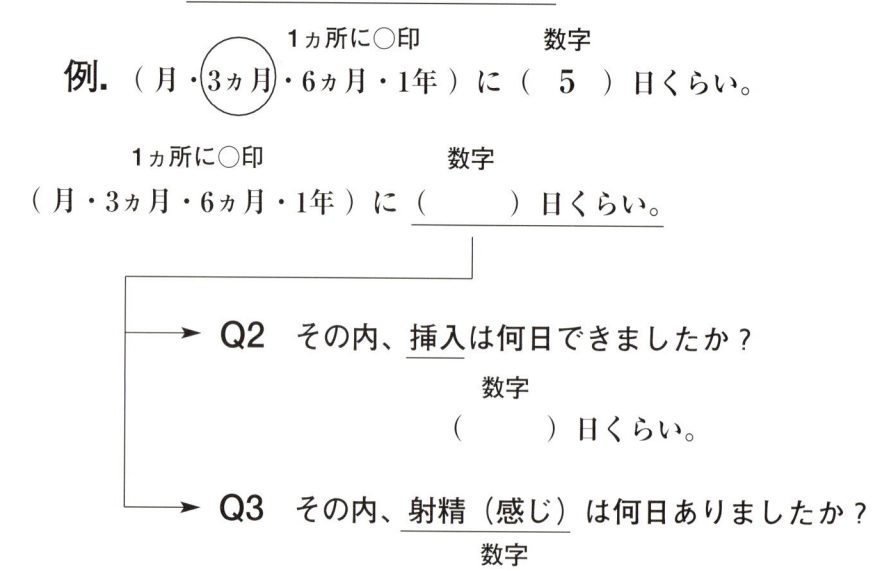

例．（月・③ヵ月・6ヵ月・1年）に（　5　）日くらい。
　　　　　1ヵ所に○印　　　　　　　　数字

　　　1ヵ所に○印　　　　　　数字
（月・3ヵ月・6ヵ月・1年）に（　　　　）日くらい。

Q2 その内、挿入は何日できましたか？

　　　　数字
（　　　　）日くらい。

Q3 その内、射精（感じ）は何日ありましたか？

　　　　数字
（　　　　）日くらい。

Q4 最近、あなたの最大の勃起角度（体の軸にたいする陰茎の角度、2秒以上持続）は1～8の内どれですか？

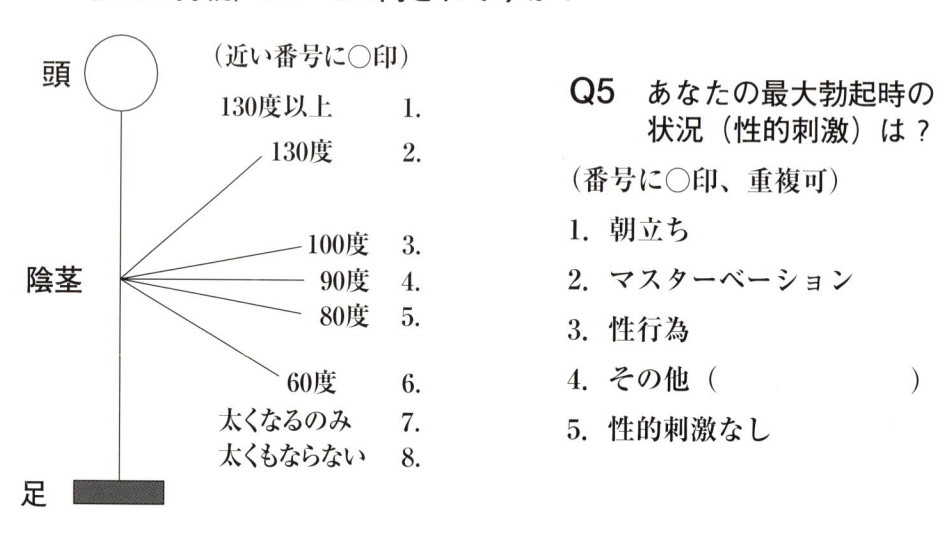

頭　　　（近い番号に○印）
　　　　130度以上　　1.
　　　　130度　　　　2.
　　　　100度　　　　3.
陰茎　　 90度　　　　4.
　　　　 80度　　　　5.
　　　　 60度　　　　6.
　　　　太くなるのみ　7.
　　　　太くもならない 8.
足

Q5 あなたの最大勃起時の状況（性的刺激）は？

（番号に○印、重複可）

1. 朝立ち
2. マスターベーション
3. 性行為
4. その他（　　　　　　）
5. 性的刺激なし

Q6 治療により勃起自体はどうなりましたか？（治療後の人）

1ヵ所に○印　　（改善、少し改善、少し悪化、悪化、変わらない）

泌尿器思春期外来を併設している病院

(思春期学会リストに挙がっている医療機関)

病院名	所在地
岩手県立久慈病院	岩手県久慈市旭町第十地割1
茨城県西総合病院	茨城県西茨城郡岩瀬町鍬田604
千葉県稲毛中央外科	千葉県千葉市稲毛区稲毛東4-3-3
東邦大学佐倉病院	千葉県佐倉市下志津564-1
東邦大学大森病院	東京都大田区大森西6-11-1
東邦大学大橋病院	東京都目黒区大橋2-17-6
大田区黒田病院	東京都大田区蒲田3-18-2
東京逓信病院	東京都千代田区富士見2-14-23
大阪大学病院	大阪府吹田市山田丘
兵庫医大病院	兵庫県西宮市武庫川1-1
神戸大学病院	兵庫県神戸市中央区楠町7-5
金沢大学病院	石川県金沢市宝町13-1

あとがき

東邦大学医学部教授（泌尿器科学講座）　永尾　光一

　この本の内容は、主に男性性機能や男性不妊症など泌尿器科の立場から述べてきました。医学的に仮性包茎の手術は必要なく、入浴時に恥垢を洗い流せば問題ありません。真性包茎の手術以外の治療法は、入浴時包皮が柔らかくなった時に用手的に包皮をむくことを徐々に行う方法があります。マスターベーションのやり方で将来問題となる性機能障害に、射精障害（膣内射精障害と早漏）と勃起障害があり、膣内射精障害はマスターベーションでは射精できるが女性の膣に陰茎を挿入した状態で射精ができない状態で、射精障害の37％で最も多く不妊症や離婚の原因となるため適切な指導が必要です。思春期に問題となる病気に先天性陰茎彎曲症、陰茎短縮、性器発育不全、尿道下裂、停留精巣、精巣捻転症、精巣欠損、精索静脈瘤などがあります。体質性思春期遅発症は放置しても自然に性成熟と成長がみられますが、早期治療が必要な低ゴナドトロピン性性腺機能低下症との鑑別が重要であり医師に相談する必要があります。精巣捻転症は精索を軸に精巣が捻転し、精巣の血流障害を生じ4～6時間完全虚血状態がつづくと精巣壊死をおこすため緊急手術が必要な疾患であるため注意が必要です。10代の性感染症は最も重要であり、淋病とクラミジアが急激に増加しています。特に女性のクラミジアが過去10年で約3倍に増加し、年齢は10代後半から20代前半の若い女性に多く、クラミジアや淋菌の感染が急増していることは無防備な性生活を送っている可能性がありエイズやその他の性感染症の感染リスクも高いと考えられます。また、若年層では性行動が活発であるが避妊の知識が不十分なため妊娠が多くなり、妊娠した場合は身体的に月経不順などで妊娠の徴候に気づくのが遅れ、また社会的に自立していないため中絶になる時期が遅くなる傾向があります。以上、泌尿器科の立場から述べてきましたが学校や家庭の教育、心理学や精神医学の立場からのアプローチも積極的に進めていくことが重要と考えられます。

著者紹介

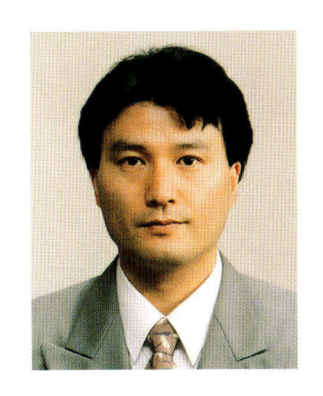

永尾 光一
(ながお こういち)

東邦大学医学部教授（泌尿器科学講座）

[職　歴]　昭和63年　　昭和大学 大学院修了
　　　　　平成2年　　 昭和大学 形成外科助手
　　　　　平成2年　　 川崎病院 形成外科部長
　　　　　平成4年　　 東邦大学 泌尿器科助手
　　　　　平成9年　　 東邦大学 泌尿器科講師
　　　　　平成9年　　 博慈会記念総合病院 泌尿器科部長
　　　　　平成18年　　カリフォルニア大学サンフランシスコ校 泌尿器科留学
　　　　　平成19年3月 東邦大学 泌尿器科准教授
　　　　　平成21年　　東邦大学医学部教授（泌尿器科学講座）

[その他]　日本形成外科学会・専門医
　　　　　日本泌尿器科学会・専門医・指導医
　　　　　日本性機能学会・専門医・理事
　　　　　日本思春期学会・理事
　　　　　日本生殖医学会・指導医

[主な著書]

永尾光一：正しいバイアグラ 103P．小学館文庫，東京，1999

永尾光一：EDは治療で治る病気 151P．医学芸術社，東京，2001

永尾光一，三浦一陽（分担）：不妊夫婦へのセクシャルカウンセリング，不妊カウンセリングマニュアル（久保春海編）p203-209．メジカルビュー社，東京，2001

永尾光一：ED 検査・診断・バイアグラによる治療の実際 79P．保健同人社，東京，2001

永尾光一：専門医がやさしく教えるED 174P．PHP研究所，東京，2002

永尾光一，石井延久（分担）：男性不妊患者での使用経験，EDの薬物処方マニュアル（木元康介編）p82-89．メジカルビュー社，東京，2002　2

永尾光一，石井延久（分担）：勃起障害（ED）の検査，日常診療のための泌尿器科診断学（吉田修監）p199-218．インターメディカ，東京，2002　4

永尾光一（分担）：バイアグラの臨床効果および副作用，バイアグラ処方の新しい展望（石井延久監，塚本泰司・篠山重威・永尾光一・石蔵文信編）p110-119．メディカルレビュー社，東京，2002　4

企画・編集　松本美枝子

表紙・文中イラスト　中村　光宏

男の子の体と性の悩み　正常から病気まで

2012年10月1日第5刷発行

発　行　所　株式会社　少年写真新聞社　〒102-8232
　　　　　　東京都千代田区九段南4-7-16　市ヶ谷KTビルI
　　　　　　TEL　03-3264-2624　FAX 03-5276-7785

発　行　人　松本　恒
印　　　刷　株式会社　豊島
© Koichi Nagao 2002, Printed in Japan
ISBN978-4-87981-131-8　C0047

本書を無断で複写・複製・転載・デジタルデータ化することを禁じます。乱丁・落丁本は、お取り替えいたします。
定価はカバーに表示してあります。